JN039184

薬物依存症の
回復支援ハンドブック

援助者，家族，当事者への手引き

成瀬暢也

金剛出版

はじめに

　嗜癖やアディクションは広義の依存症を指し，「コントロールできない悪い習慣」という意味で使われる。「依存」はアルコールや薬物などの物質に限定され，「嗜癖」は物質，行為，人間関係に関する内容を含むことが一般的である。嗜癖は次のように分類される。

　　①物質：アルコール・薬物の摂取
　　②行為：ギャンブル，セックス，暴力，万引き，仕事，性犯罪，自傷
　　　　行為，買い物，インターネット，ゲームなど
　　③人間関係：虐待，いじめ，DV，パワハラなど不適切で支配的な関係

　わが国で依存症として治療されるものとして，アルコール依存症・薬物依存症がある。最近ではギャンブル，インターネットなども治療対象として取り組まれ始めている。本書では，物質使用障害，とくに薬物依存症について取りあげる。

　ただし，筆者は依存症の捉え方，対応の仕方，治療法など，アルコール依存症と基本的なことに変わりはないと考えている。

　依存症の共通した特徴は，「手っ取り早く強力に気分をかえること（酔うこと）にのめり込んでコントロールがつかなくなり，問題が起きても修正できなくなっていく」ことである。依存症の問題が続いている間は，精神的な成長が止まり，ストレスに弱くなる。そして，当たり前の生活ができなくなっていく。嗜癖も同様の視点でみることができる。

　治療者が，これらの問題を病気としてみることができるか否かによって対応が異なる。病気とみられないことによる患者，家族のデメリットは大

きい。しかし，一般には病気とは受け入れられないことが多い。

　わが国の物質依存症の治療の現状をみると，アルコール依存症に関しては標準化された治療システムが普及しているが，薬物依存症については，その治療システムは無きに等しい状況が続いている。とくに，覚せい剤などの規制薬物では，中毒性精神病の入院治療が終了すると，依存症の治療を施したり専門機関につないだりされることなく，早々に退院処遇となることが一般的である。

　これまで，わが国の問題薬物は覚せい剤と有機溶剤が主であり，ともに強力に精神病状態を引き起こすことから，精神科医療機関が関与せざるを得なかった歴史がある。ただし，行われてきたのは解毒・中毒性精神病の治療のみであった。中毒性精神病の治療のみ行っても，その基にある依存症の治療を行わないと，薬物の再使用が起こり，症状の再燃を繰り返すことになる。また，規制薬物の取締法違反で逮捕され懲役刑に服しても，依存症の治療につながらないと再犯を繰り返す。覚せい剤事犯者の再犯率が6割にも及ぶ事実は当然の結果といえよう。このような状況にもかかわらず，薬物依存症に積極的に取り組む治療機関は一向に増えていない。

　一方で薬物依存症の社会復帰施設であるダルクが，80施設にまで増加した。このことは，薬物依存症からの回復支援の需要と必要性を示していると同時に，一民間施設であるダルクがその役割を一手に担わざるを得ないわが国の貧困な薬物行政を象徴している。

　そして，精神科・心療内科のクリニックの急激な増加やインターネットの普及と相まって，ベンゾジアゼピン系薬剤に代表される向精神薬の問題，危険ドラッグ（いわゆる脱法ドラッグ）の問題など，「使っても捕まらない」薬物が新たな社会問題を引き起こしている。依存症者を取り巻く状況は日々動いているが，変わらないのは彼らへの支援体制である。

　現在，わが国の薬物依存症の専門医療機関は10施設程度しかなく，アルコール依存症のそれに比較して圧倒的に少なく，まったく需要を満たして

いない。薬物依存症に関しては，わが国は「無医村」的状況が続いていると言っても過言ではない。さらに，樋口ら（2007）によると，アルコール依存症専門医療機関128施設（精神科病院99施設，総合病院29施設）のうち，53％は薬物関連患者を受け入れていない。

　アルコール関連患者は身体科医療機関から拒まれ，薬物関連患者は精神科医療機関から，さらにはアルコール依存症治療機関からも敬遠されている。このような現状で，薬物依存症の治療の場をいかに確保するかが，重要かつ緊急の問題である。

2016年8月

成瀬暢也

目　次

第Ⅰ部

薬物依存症臨床の基礎

第I章
わが国における
依存症を取り巻く現状

① わが国の薬物問題の現状

　これまで，わが国の問題薬物は，覚せい剤と有機溶剤が主であり，ともに精神病状態を引き起こす特徴があることから，精神科医療では，解毒・精神病の治療は行われてきたが，元にある依存症の治療は行われずにきた歴史がある。依存症の治療が行われなければ，また薬物を使用して精神病症状を再発する。依存症の治療こそが重要であることは言うまでもない。

　しかし，わが国では，薬物依存症は「病気」でなく「犯罪」としてのみ捉えられる傾向がこれまで続いてきた。そしてこの傾向は現在も続いている。「ダメ。ゼッタイ」に象徴される薬物乱用防止対策，その中でも警察による取締りは世界一流である。反面，いったん依存症になった者への回復支援は三流以下と言わざるを得ない。

　たとえば，薬物依存症の専門医療機関は，先に述べたように全国に10カ所程度しかないため，治療を受けようにも受診できる医療機関がない地域が圧倒的に多い。当然治療システムは無きに等しい状況である。薬物依存症を専門とする精神科医は全国に20名にも満たない。

　薬物依存症は，糖尿病や高血圧症と同じ慢性疾患であり，依存症の治療・支援は病院では完結せず，地域でこそ進められる。しかし，地域での回復の受け皿は，一民間リハビリ施設であるダルクのみであり，ダルクに過大な期待と負担が課せられている。

一方で，患者個人についてみると，「男・中年・やくざ・覚せい剤一筋」というかつての典型例は少なくなっており，多様性が顕著となっている。その一因として，インターネットにより薬物や関連情報を誰でも容易に入手できることが挙げられよう。ひきこもり青年の薬物依存症患者も目について多くなった印象がある。誰もが薬物依存症になる時代になっている。

　最近，危険ドラッグ問題が急激に拡大し，深刻な社会問題となった。危険ドラッグの一部や処方薬，市販薬など，「使っても捕まらない薬物」の乱用者が当センター新規受診者の過半数となっており，もはや「薬物問題は司法の問題とは言えない状況」になっている。

　このような状況で，再犯率が高い覚せい剤事犯者に対して，2016年6月に「刑の一部執行猶予制度」が施行された。覚せい剤依存症という病気を刑罰で治すことはできない。司法が刑罰から回復支援に舵を切った画期的な一歩である。ただし，医療サイドは，ほとんどがこの制度について関心を持っていない。

　社会の受け皿が整わなければ，この制度の有効性は期待できないことは目に見えている。最近，薬物依存症に対する認知行動療法的な外来集団療法に診療報酬が認められるようになった。医療サイドに対するインセンティブが担保されなければ，何も変わらないと言われてきた中で，最初の一歩を踏み出したことになる。

　欧米先進国に比べて，違法薬物の生涯経験率が一桁低いわが国であるが，取締り一辺倒で対処してきた稀有な国でもある。治療・回復支援の整備ができてはじめて，対策の著しいアンバランスを解消できる。薬物乱用対策は，取締りと依存症の回復支援の両立こそが求められる。そのとき，世界に誇れる薬物乱用防止対策が成立するはずである。

② わが国の主要な問題薬物とその推移

　表1に主要な依存性薬物を示す。これらを大きく分けると，中枢神経抑制作用（脳の働きを麻痺させる）をもつ薬物と，中枢神経興奮作用（脳の働きを興奮させる）をもつ薬物になる。

　前者の代表的なものが，モルヒネ・ヘロインなどのオピオイド，古いタイプの睡眠薬・抗てんかん薬であるバルビツール酸，現在使われている多くの睡眠薬・抗不安薬であるベンゾジアゼピン，アルコール，シンナー・トルエンなどの有機溶剤，乱用者が多数あると思われる大麻などが挙げられる。合成カンナビノイド系の危険ドラッグはここに入る。

　後者の代表的な薬物が，覚せい剤，コカイン，LSD，MDMA，ニコチンなどである。カチノン系の危険ドラッグはここに入る。

　表の中の「精神依存」とは，その薬物への欲求の相対的な強さを示す。「身体依存」とは，その薬物を継続して使った後に中止あるいは減量した場

表1　代表的な依存性薬物の特徴

中枢作用	薬物のタイプ	精神依存	身体依存	耐性	催幻覚	精神毒性	法的分類
抑制	アヘン類	＋＋＋	＋＋＋	＋＋＋	－	－	麻薬
抑制	バルビツール類	＋＋	＋＋	＋＋	－	－	向精神薬
抑制	アルコール	＋＋	＋＋	＋＋	－	＋	その他
抑制	ベンゾジアゼピン	＋	＋	＋	－	－	向精神薬
抑制	有機溶剤	＋	±	＋	＋	＋＋	毒物劇物
抑制	大麻	＋	±	＋	＋＋	＋	大麻
興奮	コカイン	＋＋＋	－	－	－	＋＋	麻薬
興奮	覚せい剤	＋＋＋	－	＋	－	＋＋＋	覚せい剤
興奮	LSD	＋	－	＋	＋＋＋	±	麻薬
興奮	ニコチン	＋＋	±	＋＋	－	－	その他

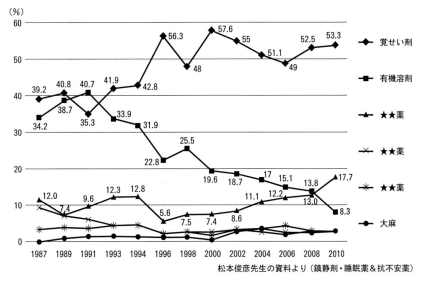

松本俊彦先生の資料より（鎮静剤・睡眠薬＆抗不安薬）

図1　主たる乱用物別の薬物関連障害患者比率の推移

合に出現する離脱症状（身体症状）の相対的な強さを示している。「耐性」とは，薬物を使っているうちに身体が慣れてしまい，同様の効果を得るためには使用量や使用回数を増やさなければならない性質のことである。「精神毒性」は，薬物を使っているうちに精神病症状を引き起こすことを示す。各薬物は，それぞれの法律によって個々に規制されていることがわかる。

　図1には有床精神科医療施設を受診した薬物使用障害患者の主な問題薬物を示している。かつて長年にわたり，わが国の問題薬物は覚せい剤と有機溶剤であり，それぞれが4割ずつ，合わせて8割を占めていた。その後，有機溶剤を主問題とする患者数は右肩下がりに減少し，2010年にはベンゾジアゼピン系を主とした鎮静薬に抜かれて第3位となり，その後2012年には危険ドラッグの登場により，覚せい剤，危険ドラッグ，鎮静薬の順になった。覚せい剤は高止まりで依然として重要な薬物であることに変わりはな

い。危険ドラッグは，2014年をピークに厳しい取締りにより，その地位を下げており，現在は覚せい剤と鎮静薬が二大問題薬物となっている。このように，ここ数年は目まぐるしく問題薬物が入れ替わるという現象が起きていたことになる。他には，鎮痛薬，鎮咳薬，大麻などが多くはないものの一定数の受診が認められる。

③ 依存症が精神科治療者から嫌われる理由

　わが国の薬物依存症治療の著しい遅れはどこから来ているのであろうか。

　そもそもの問題は，薬物依存症に取り組む精神科医療機関が極めて少数であることにある。治療システムを構築するにも社会資源の絶対的な乏しさから如何ともし難い。中毒性精神病の治療の場である精神科救急医療機関と，薬物依存症の社会復帰施設（リハビリ施設）であるダルクが存在するのみであり，依存症からの回復は専らダルクに委ねられている。そして，この両者間の連携はほとんどなく，実際に精神科救急医療機関からダルクに簡単につながるものでもない。両者のつなぎの役割を果たす医療機関がすっかり抜け落ちている。

　このような状況の主因として，精神科医療機関の薬物依存症患者に対する陰性感情・忌避感情が挙げられる。

　尾崎らは，全国の有床精神科医療機関を対象に薬物関連疾患の治療に関するアンケート調査を実施している。それによると，「過去1年間に薬物関連患者の診察経験のある施設」は65.6％であり，「外来入院ともに受ける施設」が44.6％，「外来のみ」が8.1％，「すべて断る」が15.6％であった。また，薬物関連患者の治療に消極的な理由として，頻度の高いものから「トラブルが多い」「パーソナリティ障害合併例が多い」「治療のドロップアウト例が多い」「回復の社会資源が乏しい」「暴力団関係者が多い」「暴言・暴力が多い」「司法対応を優先されるべき」などとなっている。

また，アルコール依存症専門医療機関が薬物依存症患者の治療に消極的な理由として，「アルコールと薬物には合法と非合法の違いがある」「薬物患者には暴力団関係者や粗暴な者が多い」「入院を継続すること自体が困難」「薬物患者は治療環境を乱す」「薬物患者は規則を守らず重大なルール違反を犯す」「集団治療の場に薬物患者を入れることで均一性が乱れる」などが挙げられてきた。

　最近，筆者らは，全国の精神科救急入院料認可病棟担当者に対するアンケート調査を実施した。精神科救急病棟には否応なく薬物患者が中毒性精神病の状態で入院してくることが多い。そこでの薬物依存症患者の治療が困難な理由として，「治療の継続が困難」63.2%，「患者の治療意欲が低い」46.1%，「患者が指示やルールに従わない」46.1%，「患者が暴力的・攻撃的」39.5%，「スタッフの抵抗が強い」35.5%，「治療的雰囲気を悪くする」30.3%などであった。

　このように，薬物患者の入院治療上の問題点として，①暴力的傾向，②治療の動機づけ・治療継続の困難さ，③ルール違反・逸脱行為，④治療的環境の悪化，⑤集団治療における均一性の乱れ，⑥回復資源の乏しさ，⑦治療システムの未整備などに集約される。つまり，薬物患者の対応の困難さを軽減できれば，治療の困難さを解消できると思われる。

4 依存症患者は診やすくなっている

　実は近年の薬物依存症は診やすくなっている。その理由としては，粗暴な患者や激しい興奮をきたす患者の減少（怖くない），非合法薬物から合法薬物へシフト（司法対応が不要），向精神薬患者の割合の増加（向精神薬には慣れている），「ふつうの患者」の増加（誰もが依存症になる），「薬物渇望期」概念の導入（入院治療のコツ），簡便な認知行動療法の導入（誰もが治療できる），薬物依存症患者への対応技法の理解（知っていると対応しや

すい），などである。

　薬物患者の最近の傾向として，「攻撃的タイプ」から「引きこもりタイプ」に変化してきている印象が強い。最近の薬物患者は，暴力的な例が明らかに減少している実感がある。逆にエネルギーが乏しい傾向がみられる。これに伴って，自助グループやダルクにはなじみ難い患者が増えており，行動変容が容易ではないという難点はあるものの，一昔前の患者に比べて対応しやすくなっていることは確かである。粗暴行為や著しいルール違反は明らかに目立たなくなっている。

⑤ 依存症治療を困難にしている最大の原因は　治療者の患者に対する陰性感情・忌避感情である

　薬物患者を診る治療者は限られ，依存症となるとさらに少数となる。覚せい剤などの違法薬物患者の多くは「病者」ではなく「犯罪者」として扱われ，精神病状態で救急病棟へ入院しても，症状消退後速やかに退院処遇となるか，司法機関に引き渡される場合が多い。再使用の可能性があれば，依存症の治療に導入する努力をすることが精神科医としての責務である。医療を求めて治療につながった患者を，治療者が司法へ流すことは「治療的」であるとは言いがたい。

　治療者の役割は治療を必要とする患者に治療を提供することであろう。覚せい剤精神病の治療に際して，薬物療法による精神病症状の改善のみを目標とせず，依存症の治療を念頭において関わることが肝要である。精神病症状の消退をもって治療を終了としてはならない。

　一方，外来診療においても薬物患者は初めから「招かれざる客」である。「うちは薬物の患者さんは診ていません」「プログラムがないから他所へ行ってください」とほとんどの医療機関で門前払いである。治療を望んでも受けることができない状況がいまだに続いている。ごく一部の「もの好きな

医者が診ている」という医療に過ぎない。「医療」ということが憚られるのがわが国の実態である。

　治療者が忌避感情を持って接すると，患者は敏感にそれを感じ取り治療は失敗に終わる。逆に，きちんと誠意を持って関わることが「奇跡のような回復」の端緒となることも珍しくない。治療者が患者に対してどのような姿勢で向き合うかが，治療の鍵となることを強調しておきたい。

　薬物依存症の治療を困難にしている最大の原因は，治療者の患者に対する陰性感情・忌避感情である。初めから陰性感情を持つ治療者と良好な治療関係を築けるはずがない。治療者の役割は治療である。この当然のことが治療者に認識されなければ，薬物問題対策の前進はない。ただし，一治療者の努力のみに頼るには限界がある。治療者が薬物依存症患者を診やすくするための，高所からの対策が絶対的に必要である。

第2章
依存症とは何か？

1 依存症の概念

1) 風鈴とクーラーの話

　真夏の暑い日，昔の人々はどのように暑さをしのいでいただろうか。うちわを使い，風鈴を吊るし，水をまき，スイカやソーメンを井戸水で冷やして食べ，行水や川遊びに涼を求め，夜には蚊帳を吊って寝るなど，少しでも暑さをしのごうとさまざまな工夫をした。しかし，どれもそれほどの効果はなく，多くは暑さを我慢して受け入れるしかなかった。

　今はどうだろうか。どこにでもクーラーがあり，24時間クーラーの恩恵を受けることができる。私たちの生活は当時の人には信じられないくらい便利で快適になった。しかし，私たちは幸せになったといえるだろうか。

　当時の人が畑仕事などをしていて，たまたまクーラーの効いている建物に入ったとする。すると，「わあ。涼しい！」「生き返るわ！」と感動したはずである。しかし，私たちはクーラーに感動することはない。クーラーが効いていることが当たり前になってしまっているからである。はじめはどんなに「快適」なものでも，慣れてしまうと，それが「普通」になってしまう。そして，感動を失い慢性的な欲求不満状態が続くようになる。はじめのころの快適さは，いくらクーラーの設定温度を下げても得ることはできない。

　これをストレス対策に置き換えてみよう。人はそもそもいろいろなスト

23

レス解消法を持っていたはずである。山に登る，釣りに行く，ドライブする，音楽を聴く，スポーツを楽しむ，おしゃべりする，旅行に出るなど，さまざまな方法があった。しかし，その中で「手っ取り早く強力に気分を変える方法」として，酒や薬物に「酔う」という方法がある。ストレスが高くて苦しい人はこの方法に向かう。そして，相性が合えばそれを繰り返す。そうすると，酔っていることが「普通」になってしまう。もはや酔うことで感動は得られない。

クーラーに慣れきった人は，感動を得られなくなるだけではなく，いつの間にか「暑さに弱い人」になってしまう。同様に，酒や薬物に酔うことに慣れきった人は，素面（しらふ）でいることが大きな苦痛となる。こうして「ストレスに弱い人」になってしまう。

アルコール依存症の人が医療機関を受診し，「あなたは依存症だから今日からアルコールは一滴も飲んではいけません」と言われることと，私たちが真夏の暑い日に，「あなたはクーラー依存症だから，クーラーを一切使ってはいけません」と言われるのと，同じことである。このように考えると，「依存症の人がなぜ酒や薬物が止められないのか」を少しは想像できるのではないだろうか。

以上のことは，依存症は誰もがなりうるありふれた病気であること，そして，いったん依存症になったら逆戻りは大変であること，さらに，便利で我慢する機会が少なく目先の快適さを求める現代人は，依存症になる危険性が高いことを示している。

2) 脳科学からみた依存症

快感や喜びには，「脳内報酬系」が関与している。これは，中脳皮質辺縁系経路（A10神経）とも呼ばれ，興奮するとドパミンを分泌する。報酬系は，さまざまな日常的な喜びに関係している。依存症は，この報酬系を狂わせてしまう。

ネズミを使った実験で，ネズミがレバーを押すと薬物が体内に入り，快感が得られるようにしておく。すると，ネズミは食べることも飲むことも忘れてレバーを押し続け餓死してしまう。薬物は生命の維持に重要な，本能的な行動さえ変えてしまう。単なる快楽から依存症（のめり込みによるコントロール障害）へと変化していく。ここに依存症の怖さがある。

　薬物などの依存性物質やセックス，ギャンブル，ゲームなどは，報酬系に作用し，強制的にドパミンを分泌させる。ただし，ドパミンの強制的な刺激が繰り返されると，ドパミンに対する脳の反応は鈍くなっていく。これは薬物が身体に繰り返し入ることによって起こる生体の自然な反応である。そのため，さらに量や頻度を増やしていっても快感や喜びは得られず，焦燥感や不安・物足りなさばかりが強くなっていく。このように先に述べた「風鈴とクーラーの話」を裏付けることが脳の中で起きている。

　依存を来すものは，総じて，「短期的にはグッド」「長期的にはバッド」であり，詐欺みたいなものである。初めは良いが次第に効果はなくなっていく。そして，依存になる前よりもバッドな状態となる。快感は得られないが止めるともっとつらくなる。さらに使い続けると身体や精神にさまざまな健康問題が起きてくる。こうして依存症が進行すると，「使うも地獄，止めるも地獄」となる。追い詰められて自殺に向かう人も少なくない。

　「依存症」は単なる我慢や意志の問題ではない。このことが最も重要な点であり，誤解されやすい点でもあることを忘れてはならない。

② 依存症の診断

　乱用，中毒，依存の言葉の定義を考えてみる。

　まず，「乱用」とは物質使用上のルール違反をいう。違法な薬物は1回使っても乱用である。ガソリンを吸う人がいる。ガソリンは車を走らせるものであり本来の目的とは異なるため乱用である。睡眠薬を医師の指示通

表2　依存症の診断基準（ICD-10）

1年間に3項目以上で依存症の診断

1. 物質使用への**強い欲望**または強迫感
2. 物質使用の開始，終了，使用量のいずれかの**コントロール障害**
3. 物質使用を中止または減量した時の**離脱症状**
4. **耐性**の証拠
5. 物質使用のための他の楽しみや興味を次第に無視するようになり，使用時間が増したり，酔いから醒めるのに時間がかかる（**物質中心の生活**）
6. 明らかに**有害な結果**が起きているのに使用する

りに服用しないことも乱用である。

「中毒」は毒にあたるということ，つまり脳を含めた身体のダメージのことである。本人の意思に関係なく，物質が体内に入り健康障害を引き起こせば中毒である。中毒には急性中毒と慢性中毒がある。

そして，「依存」はコントロール障害である。止めたくても止められないブレーキの壊れた状態を指す。

以上より，乱用により急性中毒の症状がみられ，乱用を繰り返すと依存が形成される。依存が形成されても乱用を続けていると慢性中毒の症状を引き起こすようになる，と説明される。

国際的診断基準であるICD-10では，強い渇望，コントロール障害，離脱症状，耐性，物質中心の生活，有害な結果起きていても使用，の6項目のうち1年間に3項目以上満たせば依存症と診断される（表2）。アルコールを例にすると，会社で終業時間が近づくと無性にビールが飲みたくなり（渇望），飲酒量が増え（耐性），飲酒問題を起こしても修正できなければ，すでに依存症である。依存症はありふれた病気であるが，本人も周囲も依存症という認識がもてない。

アルコール依存症の治療機関を受診するのは，「どうにもならなくなって

表3　物質使用障害の診断基準（DSM-5）

11項目中2項目以上が12カ月以内に起こると物質使用障害の診断

1. 当初の意図よりも摂取量や摂取時間が増加（コントロール障害）
2. 止めたり量を減らしたりする際の欲求や努力の失敗（コントロール障害）
3. 物質に関係した活動に費やす時間が増加（コントロール障害）
4. 物質使用への強い欲求や衝動（欲求）
5. 物質使用のために重要な社会活動を犠牲（コントロール障害）
6. 社会的・対人的問題が生じているのに使用（社会的障害）
7. 物質使用の結果，社会的役割を放棄（社会的障害）
8. 身体的に危険な状況下でも反復使用（社会的障害）
9. 心身に問題が起きているのに使用（コントロール障害）
10. 耐性の証拠（耐性）
11. 離脱症状（離脱）

＊DSM-IVの物質依存の診断基準（7項目）に，物質乱用（3項目）と欲求が加わった。
　重症度分類として，2～3項目が軽度，4～5項目が中等度，6項目以上が重度とする。

から」であることがほとんどである。一般に，「アル中」のイメージが悪すぎる。本人は，「自分はまだあれほどひどくない」と否認する。しかし，その多くは既に依存症と診断される状態になってしまっている。わが国には109万人のアルコール依存症者がいると推定されているが，実際に治療に繋がっている人は4万人程度に過ぎない。

　さらに，もうひとつの主要な国際的診断基準であるDSM-5では，依存と嗜癖を巡って大きな変化がみられた（表3）。まず，「依存（dependence）」と「乱用（abuse）」の文言が撤廃されて「使用障害（use disorder）」に一本化された。さらには，物質関連障害でまとめられていたセクションにギャンブル障害が組み込まれ，物質関連障害および嗜癖性障害群（Substance-Related and Addictive Disorders）とされた。今後の基礎研究の裏付けが整えば，セックスやインターネットの嗜癖もこのセクションに入ることが検

討されている。

「依存症」という診断名が誤解と偏見に塗れているとすれば，「使用障害」という診断名は患者にとって受け入れやすいかもしれない。そして，相談や治療につながるのであれば，歓迎されるべきであろう。

このように診断には，まだ不確定な要素があり流動的であるが，臨床症状を裏付ける脳の基礎的研究の進展に委ねられている。現状では物質依存症と嗜癖との境界が取り払われ，精神依存の重要性が強調されることになった。病としての依存，嗜癖を巡っての検討は続いている。

③ 依存症の特徴

依存症にはどのような特徴があるのか，さらに理解を深めるために考えてみたい。依存症の特徴について表4に示す。

1) 一次性の病気である

依存症を原因として，さまざまな病気や症状，問題が引き起こされる。その結果ばかりを解決しようとしても，この元にある依存症を何とかしなければ，何度でも同様の問題が起こってくる。そして悪化していく。「元を断たなきゃだめ」の元にあるのが依存症という病気である。依存症の治療に取り組まないで，二次的な対処をしていても解決はしない。

表4　薬物依存症の特徴

1. 一次性の病気である。
2. 慢性・進行性・致死性の病気である。
3. 否認がおこる病気である。
4. 多様な関連問題を引き起こす病気である。
5. 治癒はないが回復する病気である。
6. 家族を巻き込む病気である。
7. 根底に対人間関係障害が存在する病気である。
8. 人格の変化を引き起こす病気である。

2) 慢性・進行性・致死性の病気である

依存症は，慢性の経過をとるが，放置しておくと進行性で死に至る病気である。依存症は「慢性疾患」であり，糖尿病や高血圧と同様，放置して改善を試みないと死に向かう。進行性とは，薬物使用のコントロールが次第につかなくなり，さまざまな関連問題が表面化してくることである。米国ではオピオイドによる死亡者数は，交通事故による死亡者数を凌ぐ程度に多い。幸いわが国で乱用されている薬物では，直接死に至ることは少ない。ただし，事故や自殺により死に至る例は決して少なくない。

3) 否認される病気である

否認とは，「都合の悪いことは認めない，認めたくない」という誰にでも起こりうる心の働きである。依存症では，この否認が強化されていく。そもそも，「薬物を使用して嫌なことを忘れる，気分を変える」こと自体，毎回否認を繰り返していることになる。こうして，素面の時にも否認が当たり前に起こるようになる。

依存症には否認がつきものである。否認のために現実の問題が見えず治療がスムーズにいかない。一方で依存症が回復すると，否認は目立たなくなり，正直さが前面に出てくるようになる。自助グループのミーティングなどで正直な話をすることを推奨されるのはそのためである。

4) 多様な関連問題を引き起こす病気である

依存症が進行すると，健康問題，職業問題，家庭問題，事故・事件・暴力・借金などの関連問題が表面化・顕在化してくる。これらの問題により初めて薬物問題に気付かれることも多い。薬物使用によりこのような問題を繰り返す時，依存症を疑うことが必要である。当初は否認や嘘で取り繕おうとするが，隠しきれなくなると表面化する。

5) 治癒はないが回復する病気である

治癒とは，依存症になる前の状態に戻ることである。とすると，いったん依存症になると「問題なく上手にコントロールして薬物を使い続けること」はできなくなる。つまり治癒はない。そもそも「慢性疾患」である依存症に治癒はない。ただし，薬物を止め続けて「酔いを必要としない」「薬物がなくても何ら支障のない」生き方を身に着けることは可能である。回復とは，「生きにくさを抱えて薬物によって孤独に自己治療していた人が，人に癒やされることにより薬物を手放せるようになること」であると考えている。回復とは単に薬物が止まっていることではない。

6) 家族を巻き込む病気である
7) 対人関係障害が存在する病気である
8) 人格の変化を引き起こす病気である

6) ～8) については，依存症を理解する上で重要な問題であることから，「あるアルコール依存症の家族」を例に考えてみることにする。

症例1 両親と息子・娘の4人家族の中で，父親がアルコール依存症になった場合，家族にどんなことが起こるか？

父のアルコール問題による母の負担：

アルコール依存症になった父は，週末に飲みすぎたため月曜には体調不良で会社に行けない。父は自分で会社に連絡することも嫌がるので，無断欠勤にならないように母が代わりに連絡をする。保育園児や小学生が休む時と同じように，母が会社に電話をする。父が会社を休むことが多くなったり，リストラされたり，入院費がかかったりすると，母は家計を支えるために働きに出なければならない。パートの掛け持ちをするなど，母ひとりに負担が集中する。

父が外に飲みに行き，飲みすぎて道端で寝込んでしまう。酔いつぶれて警察に保護された父を，夜中に母が迎えに行かなければならない。泥酔している父をやっとの思いで自宅に連れ帰ると，尿失禁・便失禁している。それを着替えさせて休ませなければならない。

　別の日には，飲みに行った先で他の客とけんかになり，相手にけがをさせてしまう。相手に謝りに行くのも母である。父が蹴って壊した店の看板の弁償にもいかなければならない。酒の問題はほとんどが夜中に起きる。家族は安心して寝付くことができない。

　また別の日，「珍しく今日は飲みに行かないのかな」と思っていたら，いきなり父が家で大量の吐血をしてしまう。急いで救急車を呼んで救急病院に向かわないといけない。このように，いつ何が起こるかわからない状況が毎日続くことで，家族は常に不安と緊張を強いられる。

　父に暴力の問題がある場合は，さらに深刻である。まず母が父の暴言・暴力を受ける。それを止めに入った小学生の息子が同じように殴られ，泣いている母を保育園児の娘が慰めるということが起こる。家族は，父が酔って帰宅し，鼾をかいて寝付いて初めて安心して眠れる。父の機嫌が悪いと，寝ていても叩き起こされる。子どもはいつでも家から逃げ出せるように体操着を着て寝る。

　このような状況で，母は疲弊し子どもたちを見る余裕はなくなっていく。母親自身にストレスが貯まり，ヒステリックに子どもに当たったりするようになる。

子どもへの影響：

　子どもたちにとって，「家族は無条件で守られる安全な場所」であるはずだが，「緊張に満ちた危険な場所」となってしまう。それも脱出しようがない檻の中に猛獣と閉じ込められているような状態であ

る。昔のように大家族であり，隣近所の多くの人たちが出入りする
ような状況であれば，両親が子どもに対して必要な役割を果たせな
くても，誰かが代わりにサポートできたはずである。しかし，核家
族であり近所づきあいも希薄な現代においては，両親の問題がその
まま子どもたちに影響を及ぼす。「健康ではない家族」が子どもに及
ぼす影響について考えてみよう。

①子どもは何が正しくて何がいけないのかわからなくなる

　ある日，学校から帰った息子が，夕刊が届いていることに気づい
て父のところにもっていった。たまたま気分の良かった父は，「お前
よく気が利くな」と珍しく頭を撫でて褒めてくれた。滅多に褒めら
れることのない子どもはそれを覚えている。別の日に，父の酒の問
題を巡って両親が口論となった。何とかしないといけないと思った
息子は，「そうだ」と夕刊を手に父の元に走る。「お父さん，夕刊だ
よ！」。「うるさい。お前はあっちに行ってろ！」と父に殴られてし
まう。

　このような家族の中では，親から気分で怒られたり，気分で褒め
られたりする。そして，ほとんど褒められることはない。子どもは
正しいことをした時にきちんと褒められ，悪いことをした時にきち
んと叱られることを通して，正しいことと間違ったことを学ぶ。し
かし，親の気分で怒られると混乱してしまい，身をすくめて親の顔
色ばかりを窺うようになる。子どもは親から怒られないように見捨
てられないように必死にならざるを得なくなる。

②子どもは人の言うことを信じられなくなる

　ある日，父がほろ酔いで珍しく機嫌がよかった。「お前たち，明日
は休みだろう。遊園地に連れて行ってやろうか」と父が言った。遊

園地になど連れて行ってもらったことがない子どもたちは,「明日楽しみだね。何に乗ろうか」と楽しみにしていたが, 翌朝になってもまったく出かける気配がない。「お父さん, 遊園地に行かないの?」と尋ねても, 父はまったく覚えていない。そして,「そんなところ行くわけないだろう」と怒られる。子どもたちは失望する。

またある時, 母が父と大喧嘩した後,「あんなお父さんとはもう一緒にいられない。あなたたち, お父さんとこの家に残るか, お母さんとお婆ちゃんの家に行くか考えておきなさい」と言われる。子どもたちは不安でいっぱいになり泣き出しそうになる。しかし, 眠れないまま翌朝起きていくと, 何事もなかったかのように朝ごはんが用意されている。

このようなことが家族の中で繰り返し起こる。こうして子どもは,「人の言うことは信じてはいけない」と学習することになる。

③子どもは人に本音を言わなくなる, 感じたままを言葉にしなくなる

このような家族には, タブーもたくさん生まれる。「昨日のお父さんのこと, 学校で話したらダメよ」「隣のおばさんにも内緒よ」「お婆ちゃんにも言ってはダメよ」ということが, 日常的に起こる。父が居間で放尿したり, 会社を解雇されたり, 子どもがご飯もろくに食べさせてもらっていなかったり, と世間体から人には言えないことがたくさんある。言ってはいけないことばかりが多いと, 子どもは無口になり, 何を話していいかわからなくなる。

こうして, 子どもは「感じたままを言葉にしてはいけない」と学習する。

④子どもは見捨てられる不安が強くなる

　親に余裕がなく子どもを受け入れることができないと，子どもは見捨てられる不安がとても強くなる。親が出ていくと言ったり，親に出て行けと言われたり，母から「お前たちがいるから離婚できないんだ」などと嘆かれると，子どもは自分たちがいけないんだと思う。理不尽なことで親から不機嫌に罵倒されても，小さい子どもは親がおかしいとは思えない。「自分がいけない子だから怒られる，殴られる」と思ってしまう。どんなに怖い親であっても，小さい子どもが親から見捨てられるということは，死を意味するくらいの恐怖である。

⑤子どもは孤独でさみしい

　余裕のない親は子どもにかまうことができない。子どもに我慢ばかり強いることになる。子どもは常に親から認められていないと不安になる。気持ちがつながっていると感じられないとなおさら不安でさみしい。孤独感が募っていく。学校や保育園，近所のおばさんやお婆ちゃんが，このさみしさを補うことは難しい。子どもの気持ちは常に親，とくに母親を向いている。母がこの思いに応じる余裕がないと，慢性的に「孤独でさみしい」欲求不満の状態が続くことになる。子どもは親と心が通じているとは感じられない。信頼関係が育まれていない。

⑥子どもは自分に自信を持てない，自分を大切にできない

　子どもは親から大切にされて初めて自分を大切にすることができる。たくさん褒められて自信を育む。親に余裕がないと子どものいいところを見つけて褒めることなどできない。ストレスのはけ口に理由なく子どもは傷つけられる。自分に価値がないと思っている子

どもが，自分を大切にできるはずがない。親から怒られ殴られてきた子どもは，知らず知らずに怒られ殴られる相手に近づいてしまうことがしばしば起こる。自分を傷つける方向に向かっていくようになる。自分を大切にするという意味さえ理解できないまま大人になっていく。

　子どもは，「ありのままの自分では人に受け入れられるはずがない」と信じている。「自分は親からさえ受け入れられる価値のない人間である」と誤解している。さらに，「親からさえ受け入れられない自分を，他人が受け入れてくれるはずがない」と誤解している。このような思いを抱えて生きていくことは厳しい。

親たちから安心感・安全感を持てない子どもの生き方：

　家族が家族の役割をはたしていない「健康ではない家族」から，子どもは安心感・安全感を持つことはできない。その中で育った子どもはさまざまなハンデを負って無理な生き方を強いられることが多くなる。彼らが生きていく過程で，次の4つのタイプに分けられると言われている。

①優等生タイプ

　滅多に褒められることのない子どもであるが，完璧にいい子になって褒められたい，受け入れられたいと頑張る。親に言われなくてもきちんと挨拶するし，お手伝いもするし，勉強もする。大人になってからは社会に出て一生懸命仕事をするタイプである。ひとりで頑張り続けるタイプであり，頑張り続けていないと不安になる。ひとの相談はいくらでも親身になって考えるが，自分のことは誰にも相談できない。人に頼まれたことを断ることも苦手である。

　順調な時にはリーダーシップを発揮するが，行き詰ると助けを求

めることができず，自分が頑張れなくなったときは終わりとなる。柔軟性の乏しい真面目な完璧主義のタイプである。

②問題児タイプ

優等生タイプのように勉強やスポーツなど誰からも評価されることではなく，問題を起こして親に心配して欲しい，問題を起こして周囲から一目置かれたいというタイプである。喧嘩が強いとか，怒らせたら何をするかわからないということで存在感を示す。非行グループや暴力団に入るのはこのタイプである。

ただし，グループ内で一目置かれても，世間や周囲からは非難の目で見られる。自尊感情を高めることは容易ではない。

③ピエロタイプ

小さいころから親の顔色をみて育ったため，周囲にとても気を遣うタイプで，争い事を避けて潤滑油の役割を果たす。懸命に周りに気を使うが，ピエロの常として心は孤独でさみしい

④引きこもりタイプ

優等生になるのも問題児になるのもピエロ役になるのも疲れ果てた，と戦意喪失となったタイプである。人からのストレスを極力避けるために，自分だけの世界に引きこもり，人とは関わらずに過ごすようになる。

これら4つのどのタイプも依存症になる可能性が高いことが明らかになっている。彼らの共通した特徴は，「自己評価が低く自分に自信を持てない」「人を信じられない」「本音を言えない」「見捨てられる不安が強い」「孤独でさみしい」「自分を大切にできない」となる。

父親のアルコール依存症に家族全員が巻き込まれ，子どもたちは安心感・安全感を親から受けることができず，上記にみられるような対人関係の問題を抱えてしまう。そして依存症になる。依存症になると，その人の良さが失われ孤立し自己中心的になる。現実の問題やストレスに向き合わず，気分を変えることを繰り返すために，素面でストレスを抱えることができなくなっていく。ストレスに弱くなるために，我慢できず，待てず，コツコツと継続して努力できず，切れやすくなる。こうして当たり前にできたこともできなくなり，やる気が出なくて切れやすい人格に変化していく。

　依存症の目に見えない最も重要な問題は，「ストレスに弱くなっていくこと」である。当たり前のことができなくなっていくことである。このことを治療者や支援者は常に理解しておかないと，できない期待をして高すぎる目標を設定してしまう。そして期待に沿った結果を出せないと失望し批判して患者を傷つける。患者も自分を責めて自信をさらに失い，苦しくなって人から離れ薬物に向かう。このような悪循環を治療や支援の場で繰り返すことが多いことに治療者・支援者は留意しなければならない。

　治療者は，期待通りに結果を出せない患者に対して，性格の問題，意志の問題，道徳の問題として，患者の人格を否定しがちである。治療者は，依存症という病気のダメージの大きさを知る必要がある。依存症患者には，深い心の問題があるが見えにくいことも特徴であろう。

第3章
依存症治療の基礎

① 依存症の治療

　薬物依存症治療の構成要素は，①治療関係作り，②治療の動機づけ，③精神症状に対する薬物療法，④解毒中毒性精神病の治療，⑤疾病教育・情報提供，⑥行動修正プログラム，⑦自助グループ・リハビリ施設へのつなぎ，⑧生活上の問題の整理と解決援助，⑨家族支援・家族教育からなる（表5）。

1) 治療関係づくり

　治療の成否は治療関係に大きく左右されることは言うまでもない。治療関係が良好であることは，有効な治療の実践には不可欠である。依存症の基には対人関係障害がある。治療者には，薬物依存症患者の特徴を踏まえた適切な対応が求められる。依存症治療の最も重要なポイントは，信頼に裏付けられた良好な治療関係の構築にあるといって

表5　依存症の治療

1.　治癒関係作り
2.　治療の動機づけ
3.　精神症状に対する薬物療法
4.　解毒（中毒性精神病の治療）
5.　疾病教育・情報提供
6.　行動修正プログラム
7.　自助グループ・リハビリ施設へのつなぎ
8.　生活上の問題の整理と解決援助
9.　家族支援・家族教育

も過言ではない。

　人は，自分に関心を持ち存在を認め評価してくれる相手に，無用な攻撃を向けることはない。治療者に患者への陰性感情が強く，対決的になる場合は論外として，治療者に潜んでいる陰性感情や忌避感情が無意識に表出され，患者が敏感に感じ取るのではないかと感じている。

　治療者が，この感情から解放されるためには，多くの回復者と会うことである。つまり，自助グループや，休日に開かれるセミナーやフォーラムなどに出向くことである。普段から回復者と顔の見える関係を築いておけることが望ましい。治療者にとって大きな力になり，回復を信じることにつながる。

2) 治療の動機づけ

　わが国ではこれまで動機づけについて，家族などの援助を極力排除して「底をつかせる」ことが正しい方策であるとされてきた。しかし，「底をつかせる」ことにエビデンスはなく，悲惨な結果を招くことも少なくなかった。現在は，動機づけは治療者の重要な役割であるとされ，動機づけ面接法や随伴性マネジメントといった手法を積極的に取り入れることが推奨される。

　動機づけに際しては，①患者に対して陰性感情をもたず敬意をもって向き合う，②患者の健康な面を積極的に指摘して評価する，③「患者がどうなりたいか」に焦点を当てた治療目標を設定する，④前向きな発言が具体的行動につながるように促す，⑤過大な期待をせず長い目で回復を見守る，⑥動機づけ面接法や随伴性マネジメントを積極的に取り入れる，などに留意する。

　良好な治療関係ができていれば，あとは患者の変わりたい方向に寄り添うことである。そこから，患者の治療の動機づけは自ずと進んでいくように思える。もちろん，変化のステージを念頭に置き，随伴性マネジメント

や動機づけ面接法を取り入れることは大切であるが，治療者の基本姿勢によりその効果も異なってくるはずである。

3) 精神症状に対する薬物療法

　ヘロイン依存に対するメサドン療法などを除いて，薬物依存症に特別な薬物療法はない。また，一般的に薬物依存症患者は安易に強力な処方薬に頼る傾向が強いことから，希望のままに処方に応じることは慎む。とくにバルビツール類やベンゾジアゼピン系の薬剤は，容易に処方薬依存を引き起こすため注意を要する。薬物の渇望自体を処方薬で抑制することは困難であっても，渇望につながる不安・焦燥感，抑うつ気分などに対して適切な薬物療法を行うことは有効である。また，合併する精神疾患や症状に対しての薬物療法は適切に行わなければならない。しかし，薬物療法にばかり頼った治療は泥沼に陥りやすいので注意する。

4) 解毒・中毒性精神病の治療

　薬物の連続使用が起こったり，中毒性精神病の症状が活発化したりすれば入院治療を行う。解毒入院に関しては専門病棟でなくても可能である。ただし，依存症に特有な「薬物渇望期」の特徴を知っておくことは大切である（「薬物渇望期」については後述する）。覚せい剤の場合，退薬症状として意欲減退・嗜眠傾向などがみられるが，これを薬物療法による過鎮静と誤解されやすい。この時期と，その後に続く「薬物渇望期」の特徴を踏まえて，精神病症状が落ち着いても処方薬の減量，行動制限の解除，非自発的入院の退院などを急ぎすぎないように注意する。

5) 疾病教育・情報提供

　他の精神疾患，たとえば統合失調症患者などに対して行われる疾病教育・情報提供と同じである。ミニ講義を集団や個別で行ったり，簡便なワーク

ブックを利用した認知行動療法的な手法を取り入れたりできればよい。

6) 行動修正プログラム

　何らかの行動修正プログラムがあれば治療的関与は容易になる。依存症に関する講義やミーティング，簡便なワークブックの利用，自助グループなどからのメッセージなど，何かひとつでも提供できれば十分に治療的である。プログラムがなくても，治療者が，患者に対して陰性感情を持たずに関わるだけでもよい方向に変わる契機となる。簡単なホームワークを提案してもよい。よい行動の変化には十分評価する。

　さらに，薬物依存症治療の有効性に豊富なエビデンスのある認知行動療法的アプローチを導入することは，さまざまな点において望ましい。具体的には再使用を防ぐ知識と技術を身につけることが重要である。通常の外来診察においても短時間で関われるように，簡便なワークブックを利用できるとよい。現在，わが国において，SMARPP を基本としたワークブックが薬物依存症治療の新たな手法として導入されている。ワークブックは市販もされている。その一部でも活用して，ホームワークとして取り組んでもらうと立派な治療となる。

　小さな課題を達成するごとに，達成シールや主治医からの励ましなどの「ごほうび」を提供する。子どもだましのように見えるが，随伴性マネジメントは有効性にエビデンスのある行動療法的技法である。真剣に1時間かけて説得するよりも，1枚のシールが患者の動機づけには有効であるという笑えない話もある。外来受診やプログラム参加のたびに，何らかの「ごほうび」がもらえることに意味がある。また，治療者側でも，患者の頑張れた点や健康な点を積極的に評価しようというスタンスで接することになり，治療の場が明るく和やかな雰囲気になる。治療的な関わりを楽しもうとする治療者のスタンスは，治療的雰囲気を高め，患者の治療継続に効果的である。

7) 自助グループ・リハビリ施設へのつなぎ

　専門病棟に入院したからといって，簡単に自助グループやリハビリ施設につながるわけではない。薬物依存では，NAなどの自助グループやダルクなどのリハビリ施設，アルコール依存の場合は，断酒会，AAなどの自助グループやマックなどのリハビリ施設に関する情報提供とともに，メンバーやスタッフとの接点を設定する。家族や医療機関のスタッフ同伴で見学に行けるとよいが，NAメンバーやダルクスタッフが来院して面会してくれる「メッセージ」も有用である。

　回復者と直接接することは，患者にとって貴重な体験となる。すぐにつながらなくても，後の治療に有効であることが多い。家族にはナラノンなどの自助グループや家族会への参加を促す。

8) 生活上の問題の整理と解決の援助

　依存症患者は，問題を先送りするためさまざまな生活上の問題を抱えている。現実の問題に向き合わず，気分だけ変えて問題を先送りしてきた例が多い。問題は放置され，雪だるまのように大きくなっている。また，患者自身が問題解決能力に乏しく，適切な援助資源をもたないことも多い。これらの要因が依存症からの回復の妨げになる。

　患者と共に問題の整理と解決を進めることは重要である。利用できる社会資源の活用，問題の優先順位に沿った対処計画の作成などを，患者の自主性を妨げずに行動できるよう支援する。問題の整理が進むと回復の意欲が高まる。患者のできることは患者にやってもらい，できないことは援助することが基本になる。援助者が，やり過ぎない意識が大切である。

9) 家族支援・家族教育

　治療システムが整備されていないため，家族に負担が集中しており，家族が疲弊している。家族が精神的に病んでしまうことも少なくない。その

ため，家族に対して適切な支援を行うことは重要である。

　まず，家族のこれまでの労をねぎらい，家族の状態に応じて望ましい対応を提案していく。家族教室への参加，家族会，自助グループへのつなぎが目標となるが，急ぎすぎてもうまくいかない。家族が家族会や家族のグループにつながり続けると家族のストレスは軽減し，患者に対して適切な対応ができるようになる。本人に介入する手立てがなかったり，よい反応が期待できなかったりするときは，家族への関わりが優先される。

　以上1）〜9）のうち一部でも，できる範囲で意識して関われれば，それだけで有効な治療的対応となる。

　ここで重要なことは，「依存症の治療は何ら特殊なものではない」ということである。他の精神疾患でも大切なことを，同じように依存症患者に対しても提供できるか否かが問われる。依存症の治療を特殊にしているのは，治療者の意識に他ならない。

② これまでの治療の問題点と新しい依存症の治療

1）これまでの依存症治療の問題点

a. わが国のアルコール依存症治療

　わが国における系統だった依存症治療は，アルコール依存症の治療に始まる。

　昭和38年に国立療養所久里浜病院に専門病棟が設置され，ここでの治療の実践が標準モデルとして全国に普及していった。患者は，任意入院の形態で開放病棟に入院し，集団プログラムに参加する。プログラムは，心理教育，集団精神療法，作業療法，運動療法などからなり，患者はすべてのプログラムに参加する。入院は解毒を行うⅠ期治療と集団精神療法を中心としたⅡ期治療からなり，期間は一律に3カ月程度と決められている。病

表6　わが国の依存症治療について

心理社会的治療
1.　集団精神療法（ARP）
2.　自助グループ（断酒会, AA, NA）
3.　リハビリ施設（ダルク, マック）
4.　認知行動療法（動機づけ面接法, 認知行動的スキルトレーニング, 随伴性マネジメントなど）
5.　その他, 作業療法, 家族療法, 運動療法, 内観療法, 森田療法, SSTなど
薬物療法
1.　アルコール離脱予防（ジアゼパム）
2.　抗渇望薬（アカンプロサート, ナルメフェンなど）
3.　抗酒薬（アンタビュース, シアナミドなど）
4.　随伴する精神症状に対する治療

棟内に自治会（患者会）が組織され，入院生活を自主的に運営する。外泊もプログラムの一環とされ，退院後は外来通院，抗酒剤服用，自助グループ参加を継続する。以上の特徴を備えた入院治療は，「久里浜方式」あるいはARP（Alcoholism Rehabilitation Program）と呼ばれ，この方式が，わが国のアルコール依存症治療の基本形として実施されてきた。加えて，一部の医療機関では，SST，内観療法，森田療法など独自の取り組みも行われてきた。

　アルコール依存症治療として実施されている主な治療について表6に示す。

　これまでの「久里浜方式」を中心とした集団入院治療によって，依存症患者の回復が支えられてきたことは事実であり，一律の集団的な治療が効果的であった患者も少なくなかったと思われる。しかし，最近の依存症者は，多症状，多問題を抱えた複雑な事例が当たり前になっており，多様性が顕著となっている。また，攻撃的なタイプから引きこもりタイプに変化してきている印象が強い。動機づけのレベルに応じた柔軟な治療を個別に

検討されることが推奨される。

　薬物依存症治療は，このアルコール依存症のARPを薬物依存症患者にも提供する形で行われた。それ以外は，閉鎖病棟での隔離処遇により対応されてきた。

　いくつかの特定の病院への収容的な入院か，薬物患者という一点においてダルクへの丸投げ，という対応であったと思われる。薬物依存症独自の治療プログラムというものは，開発されて来なかった。

b. これまでの依存症治療の問題点

　これまでの，わが国の依存症治療における治療者側の問題点について整理すると表7のようになる。

　そのため，医療現場ではスタッフの間で次のようなやり取りがしばしばみられた。「あの患者は否認が強いから回復しない！」，「もっと底をつかないとダメだ！」，「本人がやめる気にならないと変わらない！」，「薬物患者はやっぱり治療が続かないねえ！」，「もっと痛い目に遭わないとやめられないよ！」，「○○は一生回復しないよ！」，「○○はもう入院させないでください！」，「また入院させてどうするんですか！」などである。

表7　これまでの依存症治療の問題点

1. 自助グループへの繋ぎが唯一絶対的であった
2. 治療者側の枠に患者を合わせていた
3. 治療枠に適応できない患者は排除された
4. 治療がうまくいかないと原因は患者に帰された
5. 治療者側が提供できる手段は限られていた
6. 患者の動機づけに関係なく一律の治療であった
7. 患者が指示通りに応じないと対決していた
8. 対等な立場というよりは指示的・教示的であった

一般の人々や一般の精神科医療従事者が依存症患者に対して,「アル中」「ヤク中」と見下すのと同様のことが,依存症治療従事者にもあったことは否めない。「治療してやっている」というスタンスが見え隠れしていた。これでは治療がうまくいくわけがない。

　このような状況にあったわが国の依存症治療には,今では理解に苦しむルールや方針が当たり前のこととして引き継がれていた。当センターや他の医療機関でみられた基本的な対応として,①患者には厳しく対応しなければならない,②患者の要求を認めると拡大するため簡単に認めてはいけない,③病棟を居心地よくしてはいけない,④自助グループに毎日通わなければ入院させない,⑤患者には娯楽になるのでスポーツ新聞はいけない,などがあった。

　さらには,「再飲酒・再使用を認めたら一律に48時間隔離」という病棟ルールもあった。ある入院中のアルコール依存症患者が,「正直になれば回復する」と教えられていたこともあり,担当スタッフに1週間前の外泊中に缶ビールを1本飲んだことを自ら告白した。患者は自動的に48時間の隔離処遇とされた。患者は,「これは罰ではありませんよ。内省プログラムです」という説明に納得できたであろうか。これでは,患者に「正直になったら損をする」ということを,身をもって経験させただけで治療的ではない。

　どうしてこのようなことが行われてきたのであろうか。当時の治療スタッフが意地悪であったとは思えない。真面目で熱心なスタッフほど厳しかった印象は否めない。そのような対応が治療的に正しいと信じられていたのである。最近になって,どうしてあのような対応やルールが罷り通っていたのかがわかった。依存症,とくに薬物依存症患者の入院治療は,「刑務所をモデル」にしていたのではないかと考えると納得がいく。刑務所に準じた対応が治療的であると信じられていたのではないだろうか。これらの対応には,有効性に何ら根拠はなく非科学的である。海外で豊富なエビデンスのある手法がわが国に入ってきたのは,ずいぶん遅れてのことである。

依存症は病気である。説教したり懲らしめたりしてよくなる病気はない。刑務所は懲らしめるところである。決して病気をよくするところではない。依存症からの回復を望むのであれば，治療者は依存症者を病者として関わる必要があることは言うまでもない。

上記の他にも，正しいと信じられていたことが，実は何の根拠もなかったことが次々と明らかとなっている。依存症治療における「神話」として，原田隆之の資料から改変引用したものをあげる。

(1)「依存症の治療には『底つき』が必要である！」と言われてきた。治療者は，これを理由に動機づけをせずに患者を放置してきた。しかし，単に援助を断ち切って患者に辛い思いを強いることにエビデンスはなく非常に危険である。

(2)「回復にはミーティング（自助グループ）しかない！」とも言われてきた。治療者は，これを理由に自助グループにつながらない患者を排除してきた。確かにミーティングは有効であるが，自助グループにつながれなくても他にも有効性が認められている治療法がある。その一例が認知行動療法的アプローチである。

(3)「自分から治療を受ける気持にならないとダメ！」と言われてきた。治療者は，これを理由に動機づけすることを怠ってきた。しかし，米国の例を見るまでもなく，強制的な治療であっても適切な治療を受けることにより効果が期待できる。動機づけこそが，治療者の最も重要な役割である。

(4)「依存症の治療は続かない！」と言われてきた。治療者は，治療中断の原因を患者に帰していた。依存症は慢性疾患である。糖尿病など他の慢性疾患も同程度の脱落率であることが報告されている。依存症ばかりが続かないわけではない。治療継続のために治療者側が十分配慮することが求められる。

(5)「何が何でも断酒・断薬をめざすしかない！」とも言われてきた。これをにわかに受け入れられない患者は，治療から排除されてきた。患者に少しずつでも良い方向に変わりたいという思いがあるのであれば，害を減少させる方法（ハーム・リダクション）から試みるべきであろう。

　アルコール依存症の場合，「断酒が望ましいか節酒が望ましいか」ではなく，断酒の決心がついていないのなら，まず節酒から取り組んでみましょう，という現実的な考えである。最終的には断酒の継続が目標となることは言うまでもない。薬物依存症についても，あまりに断薬にばかり囚われることで，回復にとって大切なものを見落とさないように注意が必要である。

2）エビデンスに基づいた新たな依存症治療

　これまでのわが国の依存症治療は，入院治療を中心として，自助グループやリハビリ施設につなぐことを目的にプログラムが組まれてきた。ただし，容易につながれるものではなく，つながることができなければ，それ以上の手立てを持ち合わせていないのが実情であった。

　そこで，新たに登場したのが認知行動療法的アプローチであり，動機づけをいかに進めていくかが重要な課題になっている。ミーティング至上主義（自助グループ的ミーティングに頼りすぎ）から，エビデンスに基づいた治療へと大きく舵が切られ始めている。現在，認知行動療法的スキルトレーニング，動機づけ面接法，随伴性マネジメントなどを取り入れた治療が導入され，広がりつつある。

　新たな治療の考えでは，「依存症に否認があるのは当然であり，底つきを待つのではなく，動機づけを積極的に行う。その際に，動機づけ面接法や随伴性マネジメントなどを使った介入を行う。治療の中心は認知行動療法的スキルトレーニングであり，患者のハイリスクな状況を明らかにして，

欲求を刺激して再使用のリスクを高める「引き金」を，日常生活から排除して適切な対処法を身につける。自助グループでのミーティングは重要であるが，参加できない場合でも使用できる有効な治療手段から積極的に導入する。『依存症は慢性疾患である』という認識に立って，患者が『治療から脱落しないように配慮する』ことが大切である」，となろう。

依存症治療の先進国である米国の国立薬物乱用研究所（National Institute of Drug Abuse：NIDA）が提唱している物質使用障害治療の原則によると，①司法的対応よりも治療的対応が有効である，②多様な治療の選択肢が必要である，③包括的な治療が必要である，④治療は質よりも提供される期間の長さが重要である，⑤治療は高い頻度で提供されるべきである，⑥否認や抵抗と闘わない，⑦どのような段階でも介入は可能である，⑧非自発的な治療でも効果はある，などとされている。

また，米国マトリックス研究所が提示・実践しているマトリックスモデルでは，①すべての覚せい剤依存者は治療に対する疑念や両価的な思いを抱いていると心得る，②最初の問い合わせ電話に迅速かつ積極的に対応する，③最初の予約をできるだけ早い時期にスケジュールする，④治療プログラムについて明確なオリエンテーションを提供する，⑤患者に選択肢を与える，⑥患者に敬意を持って接する，⑦治療者は共感を持って患者に懸念を伝える，⑧否認や抵抗と闘わない，⑨正の報酬を用いて治療参加を強化する（随伴性マネジメント），などがあげられている。そして，尿検査は治療効果の評価にのみ利用される。

これらの実証的な根拠に基づいた指針は，治療者側が患者に対して敬意を払って積極的に治療的サービスを提供し，患者が治療から脱落しないように十分配慮するというものである。また，治療者側は，患者に合った治療の選択肢を用意しておく必要があるとされる。

具体的な治療モデルとして，現在わが国に取り入れられているのがマトリックスモデルである。包括的な中枢神経刺激薬依存症の外来治療プログ

ラムであり，アルコール依存症にも有効性が確認されている。治療の有効
性に関する豊富なエビデンスがあり，アジアも含め世界各国で取り入れら
れている。覚せい剤が主要な問題薬物であるわが国では，理にかなったプ
ログラムと言えよう。

　マトリックスモデルの特徴としては，治療継続性を重視され，乱用が止
まらない責任は患者ではなく，援助者側にあると考える。尿検査はあくま
で治療状況を把握するためで，警察には絶対に通報しない。プログラムで
は明るく受容的な雰囲気を重視する。週3日＆計16週間，ワークブックを
用いて具体的な「やめ方」を集中的に学ぶ，というものである。治療手法
を整理すると，新たな治療手法として，認知行動療法的スキルトレーニン
グ，随伴性マネジメント，動機づけ面接法があり，従来から行われていた
治療手法として，家族教育，自助グループ，個別カウンセリング，尿検査
（モニタリング）などである。これらを包括的に組み合わせている。

　このマトリックスモデルを手本として，わが国に適するように開発された
のが，SMARPP (Serigaya Methamphetamine Relapse Prevention Program：
スマープ）である。依存症患者が外来治療から脱落することを防ぐ目的で始
められ，集団での勉強会形式なので参加しやすい。経験の浅い治療スタッ
フでも，一定の成果を上げられる。医療機関に限らず，どこでも実施可能
であり，現在，精神科医療機関（医療観察法病棟を含む），精神保健福祉セ
ンター，司法機関，ダルクなどでも実施されている。

3) 海外で実践されている心理社会的治療

　海外で実施されているエビデンスに基づいた治療技法の中から，主なも
のを取り上げて紹介する。

a. 動機づけ面接法

動機づけ面接法は，ミラーとロルニックによって開発された介入法で，治療への動機づけを高めるための認知行動療法的技法である。「やめたい」「やめたくない」という矛盾点を意図的に拡大し，本人の「やめたい」方向を選択的に強化する。

実際には，変化の方向へ向かう具体的な発言（チェンジトーク）を積極的に引き出す対応を行う。チェンジトークが多ければ多いほどその方向に行動が変化する，というエビデンスに基づいた戦略を採るが，傾聴を重視して抵抗への対決を回避するため，否認の強い患者にも有効である。また，指示的で直面化を多用する方法より有効である。専門的な技法であるが，対応の概要やスタンスを知っているだけでも治療的に有用である。

b. 認知行動療法的スキルトレーニング

対処スキルトレーニングは，認知行動療法の中心となるものであり，個人に特有の危険な状況を明らかにして，それを回避したり，積極的に対処したりする治療技法である。

たとえば，薬物仲間や売人からの電話やメール，入手していた環境，繁華街，週末，給料日，ストレスが高まったとき，淋しいとき，暇なときなど，自分が再使用しやすい状況を知り，その対処を行う。患者は危険な状況や刺激に無頓着であることが多い。熱心に治療に通いながら，かつて薬物を使っていた場所に出入りしていては止めることはできない。危険な状況を意識することなく薬物を使ってきた行動を，別の適応的行動に置き換える。

c. 随伴性マネジメント

随伴性マネジメントとは，治療からの脱落を防止し，動機づけを維持するための行動療法的技法であり，治療に参加するたびに報酬を与える。報

酬が除去されると効果は消失するため，動機づけ面接法を併せて行う。罰と報酬を適切に提示・実行することで効果が得られるが，罰より報酬が人を動かす。

当センターでは，報酬に特化して「ごほうび療法」と名付けて実践している。

d. 12ステップ・アプローチ

最初の自助グループであるアルコホーリックス・アノニマス（AA）は，米国で1935年に設立され，現在，世界的に最も普及している治療モデルである。ミーティングに継続して参加することにより，社会的支援を強化し，依存症に対処する方法論を学び，スピリチュアリティへの理解を促していく。回復の経験から得られた多くの知恵と哲学に裏付けられている。AAは組織化されず匿名性を重んじ，個人参加が基本である。薬物依存症患者にはNA（ナルコーティクス・アノニマス）がある。

自助グループは，同じ問題をもち苦しんでいる人たちだからこそ共感しやすく心を開きやすい。心を開ければ信頼関係を築いていくことが可能であり，人に癒やされるようになる。依存症患者は，人に癒やされるようにならなければアルコールや薬物に酔うことを手放すことはできない。回復を望むのであれば，自助グループに通い続けることである。

e. コミュニティ強化と家族訓練
（CRAFT：Community Reinforcement and Family Training）

CRAFTは，家族などを介して，治療を拒んでいる依存症患者を治療につなげる認知行動療法プログラムである。動機づけ面接法と同様に直面化などの対立的手法を用いず，患者と良好な関係を築き動機づけを高める。そのために，参加者の心理機能の改善と，受容と共感を徹底したコミュニケーション技術の向上を進める。患者との良好な関係を基盤として患者を

治療に惹きつける手法である。

　動機づけ面接法的なアプローチを基本として家族に教育し，家族から依存症者本人に働きかける方法であり，これまでの手法に比べて有効性にエビデンスがあるとされている。

f. トランスセオリティカルモデル（TTM）

　動機づけの程度による対応を考える場合，トランスセオリティカルモデル（TTM）が有効である。これは，まだ問題を認識していない「無関心期」，問題に気づいているが行動を起こすことに迷っている「関心期」，行動を起こそうと計画を立てている「準備期」，変化のための行動を起こしている「実行期」，変化を維持するための行動を続けている「維持期」の5つの動機づけの段階に分けられる。

　患者がどの段階にあるかを評価し，それぞれの段階に適した有効な介入を行うものである。それぞれ異なる動機づけの段階の患者に，段階に応じた課題やプログラムを提供する。この手法により，一律に同じ治療介入やプログラムを行うことよりも高い効果が期待できる。重要なことは，直面化や対決を排除して，「患者が問題に気づき，変われるという自信（自己効力感）を高めること」である。

第4章
依存症の外来治療

外来治療の要点

　外来治療を行うにあたって留意することは，①本人が来院したこと自体を評価・歓迎する，②本人が問題に感じていることを聞き取る，③本人がどうしたいか，に焦点を当てる，④薬物使用によって起きた問題点を整理する，⑤依存症について説明する，⑥依存症は病気であり治療が必要であることを伝える，⑦外来治療を続けることに同意を得る，⑧必要であれば入院を勧める，⑨家族には苦労をねぎらい家族会・家族教室などへつなぐ，などである。

　大切なことは，治療スタッフが共通して依存症患者を温かく迎え入れる姿勢である。敢えて当たり前のことを強調するのは，当たり前のことを依存症患者に当たり前に行うことが難しいからである。ただし，「ようこそ」という思いで患者を迎え入れられるようになると，明らかに治療は行いやすくなりトラブルも少なくなる。当センターでは，「ようこそ外来」と銘打ち，依存症患者が外来で気分よく治療を受けられる雰囲気づくりを心掛けている（表8）。

　以下に外来での対応のポイントについて示す。

表8　外来診察時の留意点～ようこそ外来の提案～

1. 外来に来たこと自体をまず評価・歓迎する。
2. 覚せい剤使用については通報しない保証をする。
3. 本人が問題に感じていることを聞き取る。
4. 本人がどうしたいか, に焦点をあてる。
5. これまでに起きた問題点を整理する。
6. 薬物依存症について説明する。
7. 病気であり治療が必要であると強調する。
8. 外来で治療を続けられるように最大限配慮する。
9. 必要であれば入院を勧める。
10. 家族には, 家族教室・家族会を勧める。

1) 初診時の対応

　初診時の対応は極めて重要である。患者が受診に抵抗があったり, 強い不安や敵意を持っていたりすることもある。受診前に家族や周囲の人たちから叱責を受けたり, 他の機関で門前払いされたりしていることも少なくない。そのため,「ようこそ, よく来ましたね」という態度で迎えることが大切である。治療者の考えを押しつけたり, 家族の希望のままに動いたりしてはいけない。患者自身がどんな思いで受診したのか, 何を問題に感じているのか, どうしたいのか, という患者の思いこそが重要である。

　患者を診察室に招き入れると, まず挨拶をして自己紹介する。診察する前に, 家族に席を外して欲しいか否かを確認する。家族や同伴者の前では正直になれないことが多い。同席で診察をすると, 家族が患者の問題点を感情的に並べ立て, 患者を攻めることになりがちである。家族は「すぐに入院させて完全に直るまで出さないで欲しい」という意向が強いこともある。一方で, 患者は強制的に入院させられることを恐れている。

　家族の苦労は十分受け止めてねぎらい, よい方向に患者が向くように治

療を引き受ける旨をきちんと伝える。薬物依存症患者の通院継続は容易ではないことを認識した上で，患者に通院しようという意欲を引き出し，次回の来院につなぐことが目標となる。治療を途切れさせてはならない。「患者次第である」として，通院の継続に配慮を欠くような対応は慎むべきである。治療が継続すると家族の信頼を得ることにもなる。

2) 外来継続の配慮

　治療者は，断薬できていないか断薬して間もない依存症患者が，外来に予約の時間通りに受診することが当然と思ってはいけない。そのような状況で来院できただけでも十分評価するべきである。予約通りに来院できなくても，連絡してきたときには，責めることなく明るく対応し，速やかに次回の予約を決めることが必要である。些細なことで自責的になったり，失敗したという思いを募らせたりして来院することが難しくなりやすい。

　筆者の外来では，初診については1時間の初診枠を確保してあるが，この1時間でどこまで信頼関係を築けて治療継続できるかが問われることになる。再診では，自宅から1〜2時間かけて来院し，予約をしていても1〜2時間待たされ，5〜10分の診察でまた来ようと思ってもらえるために何が提供できるかを本気で考えなければならない。来てくれて当たり前，という意識は捨てなければならない。来てもらえたことに心から感謝し，待たせたことを心から詫び，患者の良い変化を素直に喜び，危険な行動には控えめに懸念を伝え，また次回も来てほしいと心から望むこと，この当たり前のことを薬物依存症患者にも当たり前にできるか否かにかかっている。

　治療者には，依存症患者が当たり前のことを当たり前に実行することの困難さを理解した対応が，求められる。

3）患者の意向に沿った治療目標・治療計画

　治療目標は患者の望むものでなければならない。患者の目標と治療者の目標が食い違っていては治療にならない。「薬物を止めるつもりはない」という患者に対しても，それでも「このままではまずい」という思いはある。この思いに働きかけていく。「現状を変えたい」という患者の思いに沿って治療計画を立てる。

　家族の意向や治療者の思いを優先するべきではない。患者の目標が望ましいものでない場合は，ひとまず患者の意向に乗りつつ修正を促せる関わりを続けることになる。変わりたいという思いが多少でもあれば，門前払いにしてはいけない。患者は何らかの問題を感じているからこそ来院してくるはずである。それが希薄であっても来院してくれたのであれば，動機づけしていくことが治療者の最大の役割である。目標が定まれば，無理のない治療計画を患者と協働で立てる。

4）覚せい剤患者に対する通報について

　覚せい剤の使用について治療者がその事実を把握した場合，通報するかしないかは医師の裁量に委ねられている。自ら治療を求めて来院した患者を，使用したことを理由に司法機関に通報することは医療機関の役割ではない。患者・家族は，通報される不安から相談・医療機関へつながることを躊躇している。純粋に再使用を防ぐための手立てを患者に対して提供していくことが，治療者の役割であり責務である。

　患者が治療を求めて受診したとき，「薬物使用によって司法機関に通報することはない」と保障することから治療を開始するべきである。それによって治療につながりやすくなる。そして治療につながっていることが何より治療的である。医療機関が患者に通報を意識させて抑止力にするべきではない。患者が，薬物の再使用を正直に安心して話せる状況で，初めて適切な依存症治療を行える。治療関係ができており使用を正直に話すことの大

切さを強調してあれば，患者は自ら申告してくるものである。

　患者やその家族の多くは，相談や治療を受けに行くと通報されるのではないかと怯えている。相談や治療に関しての情報が乏しいこと，薬物依存症を診る治療機関自体がきわめて少なく全く需要を満たしていないこととともに，「通報される不安」が相談や医療機関につながることを躊躇させている。筆者らの調査によると，薬物問題をもつ家族の23％が通報される不安を感じている。実際に，身体科救急ではやむを得ないとしても，精神科救急でも覚せい剤の使用が尿検査で確認されれば，司法機関に通報されることが少なくない。また一方で，精神科医療機関が薬物患者を敬遠する理由のひとつに，「尿検査などの司法的な取り扱いの困難さ」があげられる。最低限，患者が自ら治療を求めて受診した場合，通報してはいけない。そして，外来治療継続には十分配慮する必要がある。

　治療を継続するためには，「ようこそ」という気持ちで薬物患者を迎えることと同時に，初診時に明確に通報しないことを保障することで，明らかに治療を継続しやすくなることを実感している。実際には，こうして良好な治療関係が持てるようになると，覚せい剤患者に対して尿検査をする必要はほとんどない。

　わが国の覚せい剤依存症治療を外来で行う場合，これまでガイドラインなどで奨励されてきた方法が「条件契約療法」である。小沼は，薬物依存専門治療機関の外来において，治療環境をドラッグ・フリーに保持するため，条件契約療法が必要であるとしている。これは，違法薬物の使用は違法行為であり，その罪を償うことが社会人の責任であることを説明し，「外来受診のたびごとに自身の尿を提出する。簡易検査キットで陽性の場合は，尿を持って警察に自首する」という条件を提示し，署名捺印により治療契約が成立する。この契約は，「今後絶対薬物を使わない。使う場合は逮捕を覚悟する，という強い意思表明である」としている。わが国において唯一の外来での具体的な対応法として長らく提唱されてきたが，この方法は治

療者に司法的な配慮を求め，保検請求できない尿検査を行うという負担を強いることになる。また，患者側には，「病院で薬物再使用がわかると逮捕される」という不安から，治療者との壁を作ってしまう危険性があった。以前は覚せい剤患者が集団を作って再使用する傾向が強かったことから，このような手法を取らざるを得なかったと考えられる。しかし，最近はインターネットを利用しての単独使用者が多く，患者の凝集性も希薄である。このような状況の変化が，尿検査の取り扱いに変化をもたらしている。小沼は最近刊行された著書のなかで，条件契約療法の約束書に「事前に自ら再使用したことを申し出た場合には，検査は実施しないで，素直に再使用に至った経過を振り返り，断薬継続のための教訓を得て，初心に返って再度，止め続けるよう努力することを誓います」という一文を加え，自首の促しは必須としないとしている。

　ただし，患者個人が単に薬物を再使用することと，患者が他の患者に対して薬物の売買や譲渡を行う場合では問題は異なる。治療環境をクリーンに保つことは重要である。治療関係が良好に保たれると，患者から多くの情報が得られる。外来での薬物依存症患者に対する基本的な考えとして，「薬物使用は症状であるが，治療上の最低限のルールとして，他の患者に売買したり譲渡したりしないこと，病院へは決して持ち込まないこと」を守ってもらう。問題が起きている可能性があれば，放置しないで積極的に介入する。外来での薬物の売買が確認されれば，当該患者の病院の出入りを一定期間禁ずることはやむを得ない。また，多くの患者に対して影響が大きかったり悪質であったりした場合は，警察への通報も検討されるべきである。

5）初期の目標は治療の継続

　依存症は慢性疾患であり治療につながっていることが重要であることは，先に述べた。治療者には，患者が治療から脱落しないための配慮が必要である。患者は些細なことから治療を中断してしまう。中断後に受診を希望

して連絡してきたときは,「よく連絡してきたね」という態度で明るく迎え入れ,早くに来院を促す。患者は些細な理由で受診を諦めてしまうからである。再使用により来院できない場合は,再使用時こそ早くに受診することの重要性を伝え,速やかに立て直すことに焦点づけする。決して再使用を責めない。むしろ正直に話してくれた場合には十分評価する。再使用時に速やかに治療者に連絡できる関係が望まれる。

同じ理由で,通院治療中に覚せい剤取締法などで逮捕された場合,警察官同伴で外来受診した際には,出所後速やかに受診するよう必ず伝える。彼らは,再使用して逮捕されたことに負い目を持ち,再受診を躊躇することが少なくない。覚せい剤依存症患者が,出所直後に処方薬が切れ,不眠から急性精神病状態で精神科救急対応の入院となることが多い。また,出所後に生活に行き詰まり途方に暮れて再使用しやすい。そのため,この声掛けは大切である。ほとんどの患者は出所後に連絡をしてくれるようになっている。

患者が苦しい時こそ,よい支援を提供するチャンスである。そして,信頼関係を築くチャンスでもある。治療者は常に患者の信用できる「味方」でなければならない。

6) 対応困難な患者に対する対応

薬物依存症の外来診療の場面では,「関わりたくない」と感じる患者に遭遇することも多い。たとえば,高圧的に要求を繰り出してくる患者,見るからに怖そうな患者,切れたら大変そうな患者,衝動的に容易に暴れる患者,「立派な」犯罪歴のある患者,暴力団関係者,医療機関や治療スタッフにクレームをつけてくる患者,全くこちらの指示に応じない患者などである。これらの患者が薬物依存症患者には歴史的に多いことから,薬物患者が嫌われてきた経緯があるといえよう。

たとえこのような厄介な患者でも,何らかの困りごとを抱えて出向いて

きている人である。何かを求めて医療機関に来ているわけである。「覚せい剤を止めたいけど止められない」、「勘ぐりや幻聴がひどくて苦しい」、「苛々してすぐ切れてしまう」、「全然眠れないから強い眠剤を出して欲しい」、「何か言われたらぶっ殺したくなる」、「死にたくてしょうがない」、「何度もリストカットしてしまう」、「何度も過量服薬してしまう」、「これまでかかっていたクリニックからもう診ないと言われた」、「どこにいっても薬物は診ないと言われた」などである。

　患者が困っていれば困っているほど，助けを求めていることが多い。助けを求められることはある意味健康である。多くの薬物依存症患者は安心して助けを求められる存在を持っていない。安心して相談することができない。信頼できる関係が誰とも築けておらず，孤独である。だから薬物が必要なのである。過酷な生育環境において，薬物がなければここまで生き延びてこられなかっただろうと感じる患者も少なくない。彼ら彼女らは，助けを求めることが不得手であり，支援体制もほとんどないか機能していないことが多い。

　ではこのような患者に対してどうするか。「ようこそ外来」のコンセプトが最も適するのがこのような患者に対してである。周囲から疎まれ，医療機関からは拒まれ，「どうせまともに取り合ってもらえないだろう」と身構え，期待もなく消極的にあるいは拒否的に来院する。家族に無理やり連れて来られることも多い。このような人たちは，どんな思いでこの場に来てくれているのかを，治療者は想像することが大切である。

　助けを求められない患者が，何らかの支援を求めて来院してくれたと考えるならば，「ようこそいらっしゃいました。何がお困りですか？」と明るく誠実に迎えることは当然であろう。彼ら彼女らに対して，「薬物患者だから」という負の意識を持たずに，「困っていて心を開いて助けを求めることができない人」として関わることで，大きな間違いは起きない。患者に，「この人は味方かもしれない」「この人は自分を傷つけないかもしれない」

「この人は私の思いをわかってくれるかもしれない」と思ってもらえれば導入は成功である。そして、通院が続けば素直に喜んでいいだろう。「よく来てくれましたね」と迎え入れよう。「また来てくださいね」と送り出そう。そして、受け入れてもらえているという雰囲気を、関わるスタッフ全員で作っていくことである。自分を歓迎してくれ、尊重して大切に対応してくれる人に対して、人は敵意や攻撃を向けないだろう。初めは突っ張っている患者でも、こちらのスタンスが伝わるとガラッと変わることをよく経験する。

この方法は、治療者が「厄介だ」「会いたくない」「怖い」「来ないでほしい」と感じる患者にこそ積極的に丁寧に行うことがコツである。問題やトラブルを起こしそうな患者には、積極的によい治療関係を築くことが何より優先される。

信頼関係が育ってくると、明らかに問題を起こす可能性は低くなる。逆に、治療者側が嫌々、渋々、仕方なしに、逃げ腰で、表面的な関わりに終始し、次の診療予約を先延ばしにすることは事態を悪くする。「あなたは歓迎していない。どうか他の医療機関へ行くか来なくなってほしい」という意図から、不親切な対応や紋切り型の対応を行うとトラブルを生じる。医療機関で許容できる範囲は当然あるが、「ここで気持ちよく治療を続けてもらえるために、このことは守ってください」と伝えることに反発は少ないであろう。

大切なのは、厄介な患者ほど誰からも相手にされず、孤独で自信も持てずに、周囲を敵とみなしているということである。このことを理解して、信頼関係を築くためには「歓迎の意」を表し、誠実に丁寧に関係づくりに努める。彼ら彼女らが、正直な心の内を話してくれるようになれば、関係が出来つつあるサインである。そのためには、いい点を見つけて褒める、悪い点は控えめに懸念を伝える、そして、「ようこそ。また来てくださいね」と心から伝えられることである。

7）これからの外来治療

　これまでの依存症治療は，入院治療を前提で組まれていた。ただし，連続使用や精神病症状などが深刻でなければ，外来で治療は可能である。むしろ，通院ができるのであれば，地域の中でこそ治療を進めていくことが望ましい。基本的なことを，速やかに集団の中で身に着け，自助グループにつながることを考えるのであれば入院治療は選択肢となるが，必ずしも入院を必要としない例も多い。とすると，これからは，外来プログラムの充実など，外来での治療の工夫を積極的に考えていくことが必要になる。

　ただ注意しなければならないこととして，薬物使用の有無にばかり囚われた対応にならないことである。薬物が止まっていれば評価はするが，そこにこだわると再使用が大きな挫折になりやすい。目標は断薬の継続ではない。断薬の継続は結果である。近視眼的に薬物使用の有無に患者，治療者が囚われすぎると大切なものが見えなくなってしまう。

　治療の目標は，以前から抱えていて薬物使用によってさらに悪化してきた「生きにくさ」の改善である。そのためには，「人に癒やされること」，「人を信じて心開けること」，「薬物ではなく人に助けを求められること」である。このことを実践していくことが外来治療の役割である。治療が続くことが改善につながる。だからこそ，「ようこそ。また来てくださいね」なのである。言葉だけでなく，さまざまな治療継続の工夫が求められる。良好な治療関係を柱として，後述するさまざまな介入ツールを活用したり，外来で集団療法の場を立ち上げたり，自助グループへつないだりする。対処できない現実的な問題を抱えていれば，ソーシャルワーカーが支援に入り必要な社会支援につなぐ。現実的な問題の解決支援が大きな転機を生む。こうして，徐々に信頼関係の輪を広げていけるようにすることが治療的である。そして，良好な信頼関係が広がれば，結果として薬物が止まるようになる。単に現在薬物が止まっているか否かだけ見ていても，回復は見えないことに留意したい。

このように見てくると，薬物依存症の治療は外来が舞台になることに異論はないであろう。入院治療は，はっきりした目的がある場合のオプションという見方もできよう。これまでは，入院しての久里浜方式が主であったため，入院しなければ治療できないと考えられていた。しかし，糖尿病やパーソナリティ障害患者の治療同様，慢性疾患である依存症の治療は，外来で付き合っていくという姿勢が自然であると考える。それも，一般精神科外来で，他の精神疾患と同様に当たり前に診療される疾患であると周知されることを期待している。患者に敬意をもって誠実に対応できる精神科医であれば，誰もが治療可能であることを強調しておきたい。

第5章
依存症の入院治療

入院治療の要点

入院治療の要点は次のようになる。

①治療関係づくり
②疾病教育・回復のための情報提供
③動機づけと治療意欲を高める関わり
④解毒・中毒性精神病の治療
⑤「薬物渇望期」を乗り越えるための援助
⑥リハビリ施設・自助グループへの繋ぎ
⑦現実的な問題の整理と解決
⑧退院後の具体的回復プランの作成

薬物依存症の治療は，決して特殊なものではなく，専門医療機関でなくても治療は可能である。薬物患者の治療を特殊なものにしているのは，治療者の意識である。

1) 入院治療への導入

入院治療が，その目的を達成するためには，入院前の関わりが重要である。薬物依存症患者の入院治療が困難とされる理由として，①暴力的傾向，

②治療の動機づけ・治療継続の困難さ，③ルール違反・逸脱行為，④治療環境の悪化，⑤回復資源の乏しさ，などに集約されることは先に述べた。

　依存症，特に薬物依存症の入院治療を行う場合，入院適応かどうかの判断が大切であり，入院までのプロセスが入院治療の成否を決めるくらいに重要である。入院治療の目的を達成するためには，外来でできるだけ良好な治療関係を築き，治療の動機づけを行い，病棟ルールや行動制限について十分説明し同意を得ておくこと，薬物渇望期の特徴についても説明しておくこと，情動不安定な場合は薬物療法を開始しておくことが不可欠である。これらの作業を行わずに入院治療に導入しても，薬物使用欲求の高まりやストレス耐性の低さから，容易に不適応を起こし退院してしまう。また，退院しなくても治療以外のことに注意が向き，反治療的な行動をとってしまう。

　活発な精神病症状がある場合や危険な行動が起こる場合は速やかに入院治療に導入するが，そうでなければ外来でできることをまず外来で試みる方がよい。入院へは具体的な目的をもって導入する。

　患者に性急で強い入院希望がある場合ほど，早々に退院し治療は頓挫する。これは，依存症患者特有の「待てなさ」「せっかちさ」に基づく行動であることを理解する必要がある。単に早く入院することが大切なのではなく，治療関係の構築と動機づけを入院前に十分に行うことが優先される。このことが，病棟の治療的な雰囲気を乱さないために大切であり，入院後に迎える薬物渇望期を乗り越えるためにも重要な意味を持つ。アルコール依存症患者より脱落しやすい薬物依存症患者の入院治療が有効に行われるかどうかは，入院前の外来治療によるところが大きい。

2）入院治療の目的

　入院治療の内容については，「入院治療の要点」に集約される。解毒を安全に行うこと，落ち着いて治療に取り組める精神状態にすること，薬物渇

望期を無事に乗り切ること，必要な知識を身に着けること，依存症治療のレールに乗せること，退院後の具体的プランを立てること，自助グループにつながりやすくすることなどが必要がある。

　ただし，目に見えない重要なものがある。それは，同じ問題と目的を持って集団のプログラムに参加したり，寝食を共にしたりする日々を通して得られる「人とのつながり」である。そこでは，依存症であることに負い目を感じず，孤独感から解放されていく入院治療という「合宿生活」を続けながら，徐々に腹を割った話をできるようにトレーニングしていく場でもある。

　入院中にどこまで心を開いて人とつながっていけるかは個人個人により異なるが，多職種スタッフがファシリテーターとして，個別あるいはチームで関わっていくことが求められる。

　人との信頼に裏付けられた肯定的な関係を築いていくこと，人への信頼を獲得していくことが，実は最も大切な目的であると考えている。

3) 精神科救急と依存症治療のつなぎ

　薬物関連患者は，急性の中毒性精神病で救急病棟に入院となることが多い。しかし，これまでは精神病状態の治療が終了すると早々に退院処遇となり，依存症治療につながらないばかりか精神科治療からも離れてしまうことが一般的であった。

　当センターでは，2006年4月の精神科救急病棟開設に伴い，依存症病棟は依存症の治療に特化することになった。精神病状態で緊急入院を要する患者は救急病棟への入院を原則とし，渇望期を依存症病棟で対応しつつ，依存症治療への動機づけ・行動修正を行うという病棟機能分化が明確になった（図2）。

　ここで大切なのが両病棟間の連携である。具体的には，依存症患者が救急病棟に入院となった際に，入院直後から依存症病棟スタッフが関わって

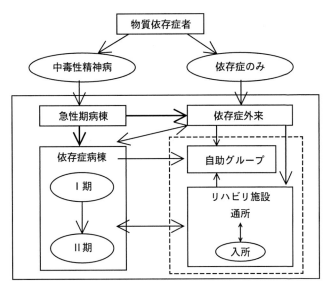

図2　精神科救急と依存症治療の連携

　評価し，精神病症状の極期が過ぎた時点で速やかに転棟を進める。集団プ
ログラムへの参加が無理な場合でも，依存症外来につなぐことを念頭に関
係作りを積極的に行っている。家族に対しては，個別相談と家族教室を通
して，疾病教育・情報提供・心理的サポートなどを行う。薬物依存症に基
づく中毒性精神病で精神科救急の場面に登場する例は少なくないが，その
ほとんどが依存症の治療につながっていないわが国の実情をみると，この
連携は極めて重要であると考えている。

　救急病棟から依存症病棟への転棟を進める場合に留意しておくこととし
て，まず，両病棟のスタッフが依存症に関して治療指針を共有し，連携を
密にしておくことである。クリニカルパスの利用も有用であろう。そして，
薬物渇望期の対応を，両病棟のスタッフが熟知しておくことである。転棟
の時期は基本的に渇望期の前が望ましい。渇望期に突入してしまった場合

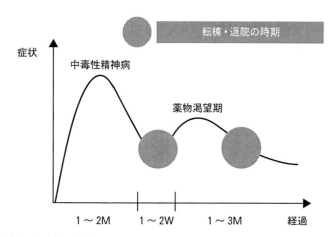

図3　中毒性精神病と薬物渇望期の推移

は，ピークが過ぎてからの転棟が適当である。いずれにせよ，精神病状態のピークと渇望期のピークを避けた時期の転棟がスムーズに行く（図3）。

　依存症治療につなぐためには，精神的に安定した状態を保つ必要がある。その際，薬物渇望期の症状による悪影響を最小限に抑える工夫が求められる。つまり，渇望期が出現することを念頭に置いた上で，急性期病棟での行動制限の解除を急ぎすぎないこと，抗精神病薬の減量を急ぎすぎないこと，非自発的入院の退院を急ぎすぎないことが大切である。

　その医療機関に依存症病棟がない場合は，急性期治療後，他の関係機関との連携をとることが必要である。本人に抵抗が強い場合でも，家族をつないでおくことが大切である。可能であれば薬物依存症治療施設，なければアルコール依存症治療施設に外来だけでもつなげたい。できれば，入院中に本人・家族がスタッフ同伴で出向くことが望ましい。本人の拒否が強ければ，家族だけでも精神保健福祉センターや保健所，ダルクへ相談につながるように援助するべきである。

所定の治療が終了後，外来治療につなぐことはとても重要である。治療を途切れさせてはいけない。しかし，実際には薬物依存症患者を受け入れるところは極めて少ない。そこで筆者が期待するのは，入院した医療機関で外来治療を請け負ってもらえることである。何も特別な治療を行う必要はない。患者に寄り添って，患者の困っていることに一緒に考えてあげられる対応ができれば，そのことが何より治療的である。特別なプログラムがなくても心配することはない。薬物を止めさせようと力む必要もない。他の精神疾患の患者同様，陰性感情を持たずに付き合ってもらえばいい。統合失調症患者や双極性患者の再燃や再発と，薬物依存症患者の再使用は同じ症状の悪化と捉えればいい。

　当センターでは，救急病棟に中毒性精神病で入院となった患者に対して，簡便なワークブックLIFE-miniを使って主治医が各10分程度，計5回個別に関わる介入を試みている。この試みにより外来治療継続率が，著明に改善することが確認できている。慢性疾患である薬物依存症は，治療継続することで予後が改善されることが明らかとなっていることから，治療継続に重きを置いた対応が推奨される。

第6章
新しい依存症治療の実践

埼玉県立精神医療センターにおける依存症治療の実際

　当センターの依存症治療は，1990年4月の病院開設に始まる。それまで，県立の精神科病院を持っていなかった埼玉県では，民間病院で対応することが難しいとされる疾患・事例を主な治療対象とするべくスタートした。3つある病棟のひとつが中毒性精神疾患を対象とする40床の閉鎖病棟であった。

　当初，アルコール依存症には，「久里浜方式」の集団教育プログラムを主とした治療を任意入院で行うこととされ，薬物依存症には解毒と中毒性精神病の治療を行うこととされた。しかし，開設して早い時期に，薬物依存症患者からプログラムに参加したいという希望があり，結局アルコールと薬物を分けることなく依存症治療を行う病棟として機能するようになった。集団プログラムは依存症の共通点を意識して強調し，アルコールと薬物の違いを意識しないで参加できる工夫を行ってきた。患者の投票で選ばれる患者会の会長，副会長を，ともに覚せい剤依存症の女性患者が勤めるということもあった。こうして，アルコール患者と薬物患者は，同じ依存症患者として対応してきた。

　標準的なプログラムは，他のアルコール依存症病棟のプログラムと同様，当初は一律3カ月間としていた。その後，解毒期間のⅠ期が不定期，依存症治療プログラムに参加するⅡ期が8週間と変更されて今日に至っている（図4）。

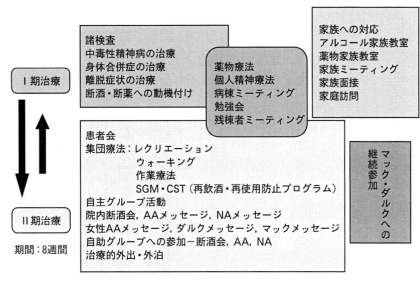

図4 当センターの入院治療のシステム

そして，何より大きく変わったのは，個別の治療メニュー主体で入院治療を行うようになったことであろう。標準的なプログラム（表9）を必ずしも入院患者が行うわけではなく，その患者に応じて必要な期間の入院治療を行うようになっている。中には動機づけを主目的に入院する場合もある。断酒の決心ができていないアルコール依存症患者も，必要であれば入院する。併存する精神疾患のメンテナンス目的の入院もみられる。

かつての依存症治療は，入院治療で行われることが主であった。しかし，現在は依存症治療の一時期を病棟で行うということであり，入院しなければ治療できないということはなくなっている。依存症患者は多様性が顕著になっているが，依存症の治療も多様性・柔軟性が目立ってきていることから，これは当然の傾向と言えよう。

このような状況の中，治療の比重は外来に移行しつつある。かつては，

入院して教育プログラムに参加しないと依存症治療を受けられない状況であったが，現在は，外来でのミーティング，ミニ勉強会などを用意しており，介入ツールにより外来診察場面でも対応は可能になっている。

　当センターでは，依存症治療が患者に受け入れられやすくするために工夫を重ねてきた。ちょっとした工夫で，治療者の患者に関わるスタンスが変わることを実感している。また，治療関係が対決的ではなく協調的となり，治療者は患者のよいところを積極的にみつけて評価するようになっている。治療者の変化が，患者への対応の変化につながり，患者の自尊感情を高め，治療の場を明るく穏やかなものにしている。これまで，治療が滞る原因を患者の意欲のなさ，モチベーションの低さに押しつけがちであったが，「治療者が変わることで患者が変わる」というあたりまえのことに気づかされる。具体的な工夫について以下に示す。

1）「ようこそ外来」の徹底

　当センターでは，依存症外来を「ようこそ外来」として，患者が治療から脱落しないサービスと工夫を行っている。患者に対して陰性感情を持たず歓迎の意を伝え，再飲酒や薬物の再使用を決して責めず，対処法を検討することに重点を置く。たとえば，依存症治療において患者の同意のない入院はないこと，覚せい剤の再使用があっても通報しないことなどを保障し，受診に伴う不安を軽減する。治療者は，治療継続に最大限配慮した対応を日常的に行いつつ，ワークブックや小冊子，モニタリング手帳などのツールを活用し，治療の動機づけを行う。このような工夫により，ある依存症専門外来での覚せい剤依存症外来継続率（3カ月間）が36〜39％と報告されている状況で，当センターでは87％にまで高めることができている。

　とくに初診時の対応は極めて重要である。患者が受診に抵抗があったり，強い不安や敵意を持っていたりすることもある。受診前に家族や周囲の人たちから叱責を受けたり，他の機関で門前払いされたりしていることも少

表9 当センターの標準的入院治療プログラム

依存症病棟プログラム　　プログラム時間　AM 10:00～11:00　PM 14:00～15:00

	日曜日		月曜日	火曜日
第1	AA来院 18:30～20:00	AM	酒歴・薬歴発表or SGM	シーツ交換，環境整備，体重・血圧測定 《病棟LIFE》 （外来ミーティング）
		PM	個別活動	断酒会参加（イコス上尾）　※療養援助 アルコール家族教室
第2	AA来院 18:30～20:00	AM	酒歴・薬歴発表or SGM	シーツ交換，環境整備，体重・血圧測定 外来ミーティング
		PM	断酒会紹介 14:00～15:00 （6・9・12・3月）	スマイルイベントorレクリエーション （体育館使用） アルコール家族教室
第3	AA来院 18:30～20:00	AM	酒歴・薬歴発表or SGM	シーツ交換，環境整備，体重・血圧測定 《病棟LIFE》 （外来ミーティング）
		PM	個別活動	断酒会参加（イコス上尾）　※看護 NAメッセージ 19:00～20:00 アルコール家族教室
第4	AA来院 18:30～20:00	AM	酒歴・薬歴発表or SGM	シーツ交換，環境整備，体重・血圧測定 （外来ミーティング）
		PM	AA紹介 14:00～15:00 （6・9・12・3月）	レクリエーション（体育館使用） アルコール家族教室
第5	AA来院 18:30～20:00	AM	酒歴・薬歴発表or SGM	シーツ交換，環境整備，体重・血圧測定 《病棟LIFE》 外来ミーティング
		PM	個別活動	SGM

★朝のミーティング 8:45～9:00（患者会）9:00～9:15（スタッフ含む）
★夜のミーティング（月）～（土）19:00～20:00

水曜日	木曜日	金曜日	土曜日
勉強会	作業療法（体力測定） （外来ミーティング）	CST	断酒会来院 9:30〜11:00
（外来LIFE） 薬物家族教室 （5月・7月・9月・11月・1月3月）	レクリエーション （体育館使用）	個別活動	個別活動
勉強会	ウォーキング （外来ミーティング）	CST	個別活動
ダルクメッセージ 15:00〜16:00 薬物家族教室 （5月・7月・9月・11月・1月3月） （外来LIFE）	ウォーキング反省会	個別活動	個別活動
勉強会	作業療法 （外来ミーティング）	CST	断酒会来院 9:30〜11:00
栄養指導（5月・7月・9月・11月・1月3月） 山谷マックメッセージ （4月・6月・8月・10月・12月・2月） 薬物家族教室 （5月・7月・9月・11月・1月3月） 女性メッセージ 19:00〜20:00 （外来LIFE）	スマイルイベント or レクリエーション （体育館使用）	個別活動	個別活動
勉強会	作業療法 （外来ミーティング）	CST	個別活動
さいたまマックメッセージ 薬物家族教室 （5月・7月・9月・11月・1月3月） （外来LIFE）	レクリエーション （室内作業）	個別活動	個別活動
勉強会	作業療法 （外来ミーティング）	CST	断酒会来院 9:30〜11:00
（外来LIFE）	レクリエーション （体育館使用）	個別活動	個別活動

★SGM：Small Group Meeting
★CST：Coping Skills Training

表10　依存症の治療

- **自助グループ・リハビリ私設への繋ぎ**
  （対人関係の改善を進める）
- **疾病教育**
  （依存症について学ぶ）
- **認知行動療法**
  （考えを変えて行動を変える）
- **作業療法・レクリエーション**
  （身体を動かしたり物を作ったりする）
- **家族教育・家族療法**
  （家族が元気になり，適切な対応を学ぶ）

なくない。治療者が，「ようこそ。よく来られましたね」という態度で患者を迎えることの重要さを，強調してもしすぎることはない。

外来治療を行うにあたって留意することは，①来院したこと自体を評価・歓迎する，②本人が問題に感じていることを聞き取る，③本人がどうしたいか，に焦点を当てる，④薬物使用によって起きた問題点を整理する，⑤依存症についての知識を提供する，⑥依存症は慢性の病気であり治療継続が重要であることを伝える，⑦外来治療が続くよう治療者側が十分配慮する，⑧必要であれば入院を検討するが無理強いしない，⑨家族には苦労をねぎらい家族会・家族教室などへつなぐ，などである。

重要なのが，先に述べた覚せい剤使用についての対応である。患者が信頼関係の上に安心して正直に話せることが大切であり，覚せい剤使用・所持については医療者に通報の義務はない。通報するか否かは医師の裁量に委ねられている。当センターでは，「再使用は依存症の症状として捉え通報はしない」旨，保障して治療を行っている。これによって，治療関係は格段に深まる。薬物の再使用は，責められるべき「道徳的問題」ではなく，依存症の「症状の出現あるいは悪化」として捉え，今後どのように対処するかを一緒に考えていく。そのためには，患者が躊躇なく再使用を話せる治療環境を保つことが不可欠である。依存症治療の場は，安心できる安全な場でなければ機能しないと考えている。

このようなスタンスで外来治療を行うと，患者が安心して正直な思いを話すことができ，治療からの脱落を防ぐことができる。

2) LIFEプログラムの実践

　埼玉県立精神医療センター（以下：当センター）では，SMARPPなどの許可を得てワークブックを作成し，外来にて薬物依存症再発予防プログラム「LIFE」として，平成20年より実施している。対象は，通院中の薬物依存症患者である。LIFEプログラムは，週1回のワークブックを用いたグループワーク（90分）で，外来診察を合わせて実施する。基本は全36回9カ月のプログラムであるが，9カ月が終わっても参加は自由である。

　内容としては，ワークブックを使って正しい知識を身に着けること，欲求を高める危険な引き金へ対応できるようにすること，自己を知り自己肯定感を高めること，など多彩な内容を盛り込んでいる。

　このセッションに入る前に，「この1週間をどのように過ごしたか」をひとりずつ話してもらう時間がある。そこで，たとえばメンバーの一人が，「実は3日前にまた覚せい剤やってしまいました」と話したとする。他のメンバーやスタッフは決して責めることはない。時には，「おめでとう」と笑顔で拍手が沸き起こる場合もある。「どうして薬物を使っておめでとうなんだ」と怒る人もあるだろう。しかし，薬物を使っても治療の場に来られたことが賞賛に値するのである。薬物を再使用すると，多くの患者は自責的になったり自棄になったりしてしまう。平気な顔をしていても，患者は傷つき反省している。失敗したと感じて孤独になり，治療の場に来られなくなったり，引きこもって使い続けたりしてしまう。そして悪化していく。死に至る場合もある。彼ら彼女らには，再使用を「おめでとう」と受け入れてもらえる場所が必要である。そして，再使用を正直に話せる場所が必要である。正直に話して責められるのであれば，正直になることは難しくなる。そして孤立する。

　再使用しても受け入れてもらえる場所，決して責められない場所と仲間が回復には必要である。再使用しても治療に来られたこと，再使用を正直に話せたことが賞賛される所以である。治療の場はそのような場所でなけ

表11 結果

断薬率（3カ月以上）	継続参加9カ月以上群	61.5%（8/13）
	継続参加9カ月未満群	25.0%（8/32）
治療継続率	継続参加9カ月以上群	100.0%（13/13）
	対象者全体	75.6%（34/35） 自己中断2, 逮捕4, ダルク入寮3, 死亡2
LIFE参加中の再使用率		80.0%（36/45）
参加率	継続参加9カ月以上群	77.8%（28/36）
	継続参加9カ月未満群	23.6%（8.5/36）

ればならない。LIFEの場が温かく癒される場所になるよう，すべての治療スタッフが心がけている。

　LIFEでは，通院していても断薬できていないか再使用リスクが高い患者を対象としており，参加者の84.2%に再使用を認めた。外来治療継続率は75.6%（34/45）であり，自己中断例以外では，逮捕，ダルク入所，死亡であった。終了時点（9カ月）での3カ月以上の断薬率は，61.5%であったが，途中で中断した例では25.0%にとどまった（表11-1.2.3.4，図5）。断薬継続のためには，9カ月を超える長期に継続したプログラム参加が必要であり，LIFE-mini，LIFE-noteなどの補助介入ツールの活用，随伴性マネジメントや動機づけ面接法などの治療技法の活用，治療的雰囲気作り等が有効であると思われる。

　以上の結果から，①依存症からの回復には長期に継続して治療につながっていること，②安心できる居場所と仲間が確保されていること，③正直にありのままの自分を出せるようになること，が重要であると推測される。医療機関内のプログラムであれ，自助グループであれ，リハビリ施設であれ，上記の条件を満たしていることが必要である。LIFEなどの集団認知行動療法的治療の効果は，技法を身につけること以上に，回復のために一緒

に取り組める仲間と居場所が得られるようになることが，治療効果につながっていると考えたい。治療者は，治療の動機づけを積極的に行い，治療の継続に十分配慮した対応を続けることが大切である。決して押し付けや強要ではなく，患者の自主性を引き出す対応

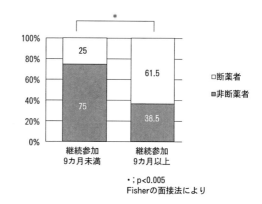

図5 継続参加月数と断薬率との関係

こそが患者にとって有用である。治療者はここを取り違えてはならない。

　このように考えると，医療機関で実施しているLIFEのような長期集団プログラムは，自助グループやダルクに継続してつながっていることによる効果と同様の効果こそが重要に思える。LIFEの場は知識や適切な対応を身につける場としているが，実は，同じ目的を持ったメンバーが通い続けることにより，安心できる安全な居場所と仲間ができることが重要であると考えている。

　それでは，どうすれば継続参加が可能になるのか。参加メンバーに尋ねてみた。

　「安心して薬物の話ができる場所は他にない」「ここに来た時だけ，わいわい話したり笑ったりできる」「LIFE開始前の雑談がいい」「再使用しても笑い飛ばしてくれる」「苦しいと言わなくてもわかってもらえる」「仲間が心配してくれたり怒ってくれたりする」「ヤバくなったらLIFEに行かなきゃと思う」などの意見が語られたが，その中で代表的な意見は，「楽しいから来る。楽しくなかったら誰も来ない」というものであった。

表12　LIFEプログラムのメリット

- ■ 患者中心の原則を徹底する。
- ■ 患者の自尊感情を傷つけない。
- ■ 動機づけを重視する。
- ■ 患者と対決しない。
- ■ 患者をコントロールしようとしない。
- ■ ワークブックとマニュアルを使用することで経験が浅くても治療的関与はできる。
- ■ 患者に対してスタッフが肯定的な見方ができる。
- ■ スタッフが積極的に関与できる。
- ■ 患者に居心地のよい「居場所」を提供できる。

LIFEプログラムのメリットとしては表12のとおりである。患者中心の原則を徹底し，患者の自尊感情を傷つけない。患者と対決したりコントロールしたりしようとはしない。そして何より，患者に居心地のよい「居場所」を提供できることである。そのために，スタッフが患者に対して肯定的な見方ができること，明るい雰囲気づくりを意識することであると考えている。

　依存症患者が，知識や対処法を身に着けたからといって簡単に回復できるものではない。プログラムに通い続けることによって，居場所と仲間ができ，人に癒やされるようになったときに，薬物を手放していけるのだと考えている。とすると，LIFEは医療機関における自助グループ的要素を活用したプログラムであると言えよう。LIFEも自助グループもダルクも，結局，同じ問題と目的を持つ者にとって，「仲間と居場所ができること」そのものが，回復につながることを示唆している。

　LIFEプログラムを主に薬物依存症の治療を行っている患者は，決して多数ではない。しかし，このプログラムがあるためにさまざまな場面での応用につながり，薬物依存症治療の象徴として認知されるようになったことが大きい。また，緊密にスタッフが関わることから，このプログラムを経て回復していく患者の誕生がスタッフへの大きな励みにもなっている。また，卒業生も当たり前に顔を出してくれることで，これから回復を目指す患者のモデルになっている。

3) 補助介入ツールの積極的活用──LIFE シリーズ

　薬物依存症の治療を外来で続けていく場合，限られた時間で何をしていくかを吟味して臨む必要がある。診療内容としては，前回の外来からの患者の状態の確認，具体的な課題の進行状況の確認，良い点への評価と励まし，懸念される点への対策などを中心に行う。処方薬の調整が必要な場合もあるが，「問題点を処方薬のみで解決しよう」という依存症者特有の考えに加担しては，単なる「処方外来」になってしまう。外来通院の継続自体が容易ではない患者を，外来に引き付けるために何を提供できるか，は治療者側の課題である。

　その工夫のひとつとして，筆者らは，さまざまな補助介入ツールを開発し活用している。具体的には，治療動機が弱い人のためには，依存症の基礎知識を優しく説明した「LIFE-mini」を，断薬に向けて多少とも頑張ってみようという意欲のある人には，断薬手帳である「LIFE-note」を，背景にある心の問題と自助グループ参加の意義を伝えるために「LIFE-recovery」を，本格的に回復のための知識を身に着けたいという意欲の高い人には「LIFE」を，対応に悩む家族には「LIFE-family」を，それぞれ必要に応じて提供している。これらの多くは書き込み形式になっており，主治医だけではなく多職種スタッフともやり取りできるツールとなっている。必要に応じてスタッフが作成したこのようなツールは，すでに18種類にもなっている（表13）。

　患者は，外来での言葉でのやり取りが記憶に残っていないことが多いものである。それを，ツールを介することで，状態を確認し，次の目標を具体化し，取り組みを評価することを，効率的に進められる。また，患者・治療者相互につながりを実感でき，患者の意欲が高くなる点で有効であると感じている。

　使いやすい介入ツールがあることで，治療への取り組みが具体的に実感できること，治療を提供する側も受ける側も治療に関わりやすいことが重

表13　LIFE シリーズ18種の一部

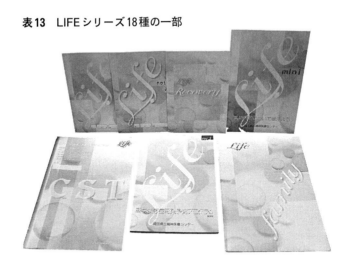

ワークブックは患者を治療に引き付ける！

要である。このようなツールを工夫して開発する治療者側も，患者の立場に立って考え楽しく取り組める。

4）「ごほうび療法」の積極的導入

　当センターでは，随伴性マネジメントを報酬に特化して，「ごほうび療法」と呼び積極的に実施している。たとえば，入院中の集団教育プログラムへの参加は，個々のプログラムへの参加ごとに，そのプログラムのシールを配布し「プログラム参加表」に貼ってもらう（図6）。また，8週間の標準的なプログラムを終了した患者には「修了証」（図7）を，入院中に目覚ましいよい変化が見られた患者には「努力賞」（図8）や「優秀」賞を，退院時に患者・スタッフの前で授与する。月1回のウォーキングの際に，自発的に15キロの長いコースに挑戦して完歩できた際には「完歩賞」（図9）

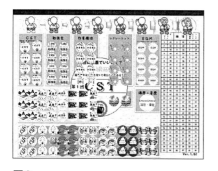

図6

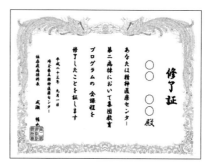

図7

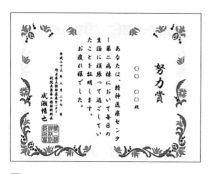

図8

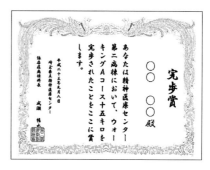

図9

を授与する。また，自助グループへの参加により「自助グループ参加表」
（図10）に1回につき1個のマグネットを配布し，誰が何回参加しているか
が皆に一目でわかるようにしている。「子どもだまし」のように思われる手
法であるが，海外のエビデンスを見るまでもなく，明らかに動機づけに有
効である。

　外来場面でも，危険な状況を回避できた，規則正しい生活ができている，

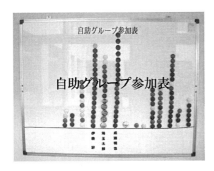

図10

過量服薬していない，断薬ができている，自助グループに参加できた，家事が手伝えた，など具体的な課題をクリアできている場合は，治療者から毎回「小さなごほうび」を提供するという随伴性マネジメントを組み込むことで，より治療意欲を高めることができる。診察終了後に握手をして，「お疲れさま。また来てね」という一言が励みになる患者も少なくない。

　このように，「ごほうび療法」の導入により，治療環境に望ましい変化が見られるようになっている。治療関係が対決的ではなく協調的になった点が大きい。また，治療者が高圧的・教示的に接するのではなく，患者に敬意を持って患者のよいところ・健康なところを積極的に評価するようになる。欠点に目が行ってしまうことなく陰性感情から解放され，ポジティブなかかわりができるようになることが最大の利点かもしれない。「ごほうび療法」の積極的な導入は，治療の場を明るく前向きな雰囲気にしてくれる。

　「ごほうび療法」を取り入れた効果としては，①自助グループやプログラムへの参加意欲や継続性が高まる，②治療の場の雰囲気が明るく和やかになる，③患者の強制感・やらされている感が軽減する，④治療スタッフの患者に対する批判的・否定的な見方が排除され，肯定的に良い点を見つけて伝えようとする雰囲気になる，などが挙げられる。この中で最も重要視していることは④の治療スタッフの患者に対するスタンスの変化である。

5) 薬物渇望期への対応――渇望期自己チェックリストの活用

　入院治療が頓挫したり困難になったりする要因として、「薬物渇望期」の症状が重要である。これは、アルコール、薬物の種類にかかわらず、離脱期（退薬期）の後、入院1～2週から目立ち始め、2～3カ月で徐々に落ち着く易刺激的、易怒的、情動不安定などの特徴（表14）を示す依存症に特有な時期である。精神病状態で入院した場合は、症状消退後1～2週間してみられることが多い。

　身体科へ入院したアルコール依存症患者が、離脱期を過ぎて身体面の改善が進む入院1～2週間前後のころに、訴えや不満が多くなったり、ルール違反を犯したり、喫煙や飲酒欲求が高まったりするのは、渇望期の症状として説明がつく。

　この時期を越えると、別人のように落ち着くことが特徴であり、治療的に慎重な対応を要する。スタッフはこの状態を依存症の症状として認識して早めに対処しないと、いたずらに患者に対して陰性感情を強め、治療は

表14　渇望期にみられる特徴

---

1. 焦燥感が高まり、易刺激的、易怒的で威嚇的、暴力的態度をとりやすい。
2. 病棟のルールを守れず、自分勝手な行動が目立つ。
3. 過食傾向がみられ、喫煙も増える。
4. 異性ギャンブルなどに関心が高まる。
5. 頭痛、歯痛、不眠、いらいらなどの苦痛を訴え、頻回に薬を要求している。
6. 借金や仕事上の約束などを理由に、唐突な外出外泊要求をしてくる。
7. 入院生活に対する不満を訴え、あるいは過剰な断薬の自信を表明して唐突に退院要求をしてくる。
8. 弱々しい患者や若いスタッフに対して「弱いものいじめ」や「あげあし取り」をし、排斥したり、攻撃を向けたりする。
9. 面会者や外来患者に酒や薬物の差し入れを依頼する。
10. 生活のリズムが乱れ、昼夜逆転傾向が目立つ。

表15　渇望期チェックリスト（覚せい剤依存症：34歳男性）

	症状	5/8	5/15	5/22	5/29	6/5
1	焦りの気持ちが高まり，ちょっとしたことが気になる。腹が立つようになる。周囲に怒りっぽくなり，暴力的な態度に出てしまう。	○	◎	○		
2	病棟のルールが守れなくなる。自分勝手な言動がでてしまう。		◎	◎	○	○
3	過食傾向となったり，たばこの量が増える。	◎	◎	◎	◎	○
4	異性やギャンブルなどへの関心が高まる。		◎	○		
5	頭痛，歯痛，不眠，イライラなどの苦痛を訴え，すぐに薬が欲しくなる。がまんできず，薬がもらえないとイライラが高まる。		◎	◎	○	
6	借金や仕事上の約束，やり残したことなどが気になり，突然，外出泊したくなる。		○	◎		
7	入院生活に対する不満が出ててきたり，または，断酒・断薬の自信がわいてきて，突然退院したくなる。		○			
8	弱々しい患者や若いスタッフに対して，「弱いものいじめ」や「あげあし取り」をし，仲間はずれにしたり，攻撃を向けてしまう。		◎	○		
9	面会や外来患者さんに，アルコール，薬物の差し入れを依頼する。					
10	生活のリズムが乱れ，昼夜逆転傾向が目立つ。	◎	◎	○	○	

◎かなり当てはまる（2点）　○当てはまる（1点）　　5　16　13　6　2

失敗に終わってしまう。また，症状の特徴を前もって本人や家族に十分説明しておくことで，症状として受け入れてもらいやすくなる。

　当センターでは，「渇望期の症状自己チェックリスト」（表15）を利用して担当者が関わっている。該当項目の数は大切であるが，経時的な変化を追うことも重要である。治療スタッフがチェックリストを使って患者と関わることで，患者自身が「症状」として理解しやすくなる。そして，渇望期の問題を共有でき，状態を踏まえた目標設定が可能となる。加えて，スタッフは統一した対応が可能になり，渇望期の症状に振り回されにくくなるという利点もある。

チェックリスト利用時の注意点としては，渇望期について「前もって」十分説明しておくことである。そして，渇望期を乗り切ることの重要性を強調する。また，渇望期の実例を挙げ，具体的に説明する。スタッフは定期的に面接を行いチェックする。その際，チェック項目の動きに注目する。渇望期を乗り切れた際は十分評価することが重要である。

　この時期の対応策としては，頻回の声がけと面接，抗精神病薬を主とする薬物療法の強化，不安の原因となっている現実問題の整理と解決の援助，運動やレクリエーションなどがあげられる。外来でどの程度治療関係の構築や動機づけができていたかにより，この時期を無事に乗り越えられるかどうかが左右される。

　渇望期を無事に乗り越えられることは入院治療の重要な目的のひとつである。概して，薬物渇望期はアルコール依存症患者より覚せい剤などの薬物依存症患者に顕著な傾向があり，入院直前まで薬物を使用していたケースに典型的である。

　薬物依存症の入院治療を困難にしたりスタッフが陰性感情を募らせたりする大きな要因に，この薬物渇望期の症状があげられることから，この問題に適切に対処することで，かなりの程度に薬物依存症患者の受け入れが容易になることを実感している。

　筆者らは，「渇望期チェックリスト10項目」と「BPRSの興奮・敵意を示す4項目」を用いて，「入院前1カ月以上薬物使用のない群」と，「入院直前1週間以内に薬物使用群」と比較した。2つの尺度を用いて，入院より退院まで1週間ごとの経時的評価を行った。その結果，入院直前まで薬物使用があった群では，評価得点が入院2週間前後で上昇する傾向は，未使用群に比べて明らかであった（図11）。薬物使用群は未使用群に比較して，入院2週間をピークとする情動不安定な時期が明らかとなることが示唆されている。

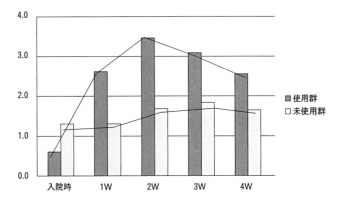

図11-1 渇望期チェックリスト得点

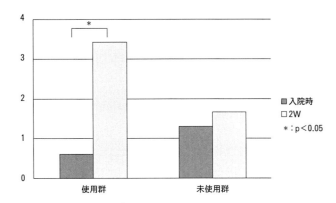

図11-2 渇望期チェックリスト

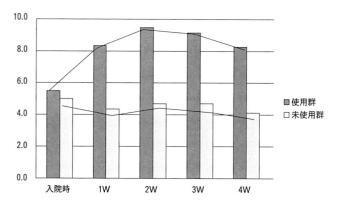

図11-3 BPRS得点

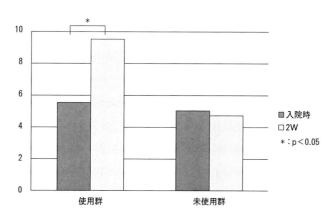

図11-4 BPRS

6) 共通した依存症治療の基本的な考え

　以上，1）〜5）に当センターで実施している特徴的な治療的対応を述べた。これらは決して特殊なものではなく，ちょっとした工夫で患者がいい気分で前向きになれるように配慮することの一例である。

　共通した基本的考えは，治療者は依存症の特徴を理解し，患者に対して決して責めたり非難したりせず，治療を受けることを歓迎し，良い行動には十分評価して，目に見える形で「小さなごほうび」を提供する。頭ごなしに断薬を強要することなく，再使用を責めることなく，信頼関係を築いていくことに留意したものである。加えて，治療者が依存症の症状から患者に対して陰性感情を募らせないための工夫でもある。治療者が，余裕をもって患者に対して肯定的に関われるところが最も重要な要素であると考えている。

第7章
これからの依存症治療を考える

① 依存症の背景にあるもの──対人関係の問題

依存症の元には対人関係の問題があると言われる。筆者は依存症患者の背景には共通した特徴があると考えている。それは、「自己評価が低く自分に自信が持てない」「人を信じられない」「本音を言えない」「見捨てられる不安が強い」「孤独でさみしい」「自分を大切にできない」の6項目に集約できる。治療者は、この特徴を十分理解して関わることが大切である。基本的には、これらの特徴を踏まえて、彼らを「尊厳あるひとりの人間」としてきちんと向き合うことである。

一般的にわれわれは依存症患者に対して、初めから「意志の弱い人」「厄介な人」「犯罪者」などの陰性感情を持つことが多く、そのことを彼らは敏感に察している。治療者側が患者に対して陰性感情を持った場合、速やかに修正できないと治療は失敗に終わる。

依存症となり乱用を続けると、さらにストレスに弱くなっていく。それは現実の問題に向き合って対処することなく、気分だけ変えて問題を先延ばしすることを繰り返すからである。精神的な成長がストップしてしまうと言われる所以である。

依存や嗜癖は、これまで道徳的問題、性格上の問題、そして司法の問題とされてきた。アル中やヤク中のイメージに代表されるように、「不真面目で意志の弱い自己中心的な人格破綻者」という見方が一般的であろう。依

存症が進行すると，表面的には確かにこのような状態になっていく。彼らは，周囲から非難され，追い詰められ，排除され，孤立していく。薬物依存症患者の過半数が死にたい思いを持ち，約半数が自殺未遂の経験があるとする報告もある。依存症はとんでもなく死に近い疾患であることを治療者は知っておく必要がある。

　薬物に手を出した人がみんな依存症になるわけではない。依存症患者の内面が見えてくると，依存症患者の薬物使用は，「人に癒されず生きにくさを抱えた人の孤独な自己治療」という見方が最も適切であることに気づかされる。虐待やいじめ，性被害に遭い，深く傷ついた患者が驚くほど多い。しかし，多くはそのことを誰にも語らず，内に秘めている。

　依存症患者は同じ症状を持ち，同じ問題を起こし，同じ経過を辿る。性格や環境が異なっていても，依存症になると同じ状態になっていく。ということは，さまざまな問題は個別の問題ではなく，依存症という病気の特徴であると考えることが自然であろう。

　依存症は糖尿病や高血圧と同じ慢性の疾患であり，適切な治療を行わないと進行する。依存症の問題は，健康問題，就労問題，家族問題，事故・事件，暴力，借金など多岐にわたる。そして放置されると，依存症者は健康，自信，信頼，友人，家族，財産，希望，生きがい，命など大切なものを次々と失うことになる。

② 依存症者への望ましい対応

　最近，わが国でも依存症治療は大きく変革してきている。その主な理由は，海外で豊富なエビデンスのある認知行動療法的なアプローチが導入されたためである。この新しいアプローチは，患者と対決せず，患者の変わりたい方向へ支援し，よい変化に注目して十分評価する。失敗しても責めることなく，フィードバックしてよりよい方策を話しあう。

表16　依存症患者への望ましい対応

1. 患者ひとりひとりに敬意をもって接する。
2. 患者と対等の立場にあることを常に自覚する。
3. 患者の自尊感情を傷つけない。
4. 患者を選ばない。
5. 患者をコントロールしようとしない。
6. 患者にルールを守らせることにとらわれすぎない。
7. 患者との一対一の信頼関係づくりを大切にする。
8. 患者に過大な期待をせず，長い目で回復を見守る。
9. 患者に明るく安心できる場を提供する。
10. 患者の自立を促す関わりを心がける。

　これまでの依存症治療の悪しき点として，「患者を甘やかすな」「痛い目に遭わないとわからない」「言うとおりにしないと入院させない」といった誤った治療スタンスがあげられる。患者に敬意を払い対等の立場で患者の健康な面に働きかけていく，という当たり前のことがなされていなかったという反省に立ち，筆者が提案しているのが上の10カ条である（表16）。

　これらは当たり前のことであるが，実践することは難しい。また，依存症患者に対して決して特化した内容でもない。他の精神疾患患者に対しても当たり前に大切なことであり，健常者同士のコミュニケーションにおいても当たり前に重要なことである。治療者が，この当たり前の対応を薬物依存症患者にもできるか否かにかかっている。この基本的な治療者の姿勢が維持されなければ，どのような優れた内容の治療を行ったとしても，望ましい治療であるとは言えない。

　一般に依存症治療に際して，治療者も患者も家族も断酒・断薬に囚われやすい。断酒・断薬ができているか否かにばかりが診察場面でのやり取りになりがちである。そして，治療者は必ずと言っていいほど，「薬物を使わ

ないように」と釘を刺すことを忘れない。患者は「使いたい，でも使ってはいけない」と葛藤している。そこでヤジロベエのようにバランスをとっている。止める方に周囲から圧力がかかると，患者は止めない方に傾き再使用の言いわけを考えるようになる。また，信頼関係ができていない状況での強要は，「支配・コントロール」である。「支配」に対して患者は必死に抵抗するであろう。そこには回復のために必要な信頼関係が存在しない。むしろ反治療的である。

　同様に，再使用を責めてはいけない。止めたいと思っていても使うことは，謝罪するべきことではない。再使用という病気の症状が出たからといって患者を責めることは，どう考えてもおかしい。責める前に患者は反省している。それをあえて責めるメリットはない。むしろデメリットが大きい。多くの患者が，再使用した時に，反省して止めなければと思っているが，家族や治療者から再使用を責められると苦しくなり，逆に欲求が高まると答えている。責めることで正直になることを妨げてしまう。司法で厳しく取り締まることのデメリットのひとつがここにある。

　以上のことは，依存症臨床に携わる立場にある治療者であれば当然わかっていることであろう。家族に対しても教育している当たり前の事柄である。しかし，現実には必ずしも実践されていないのではないだろうか。治療者の中に，依存症者の再使用は道徳的に悪である，という認識が払拭されていない。患者は申しわけないと反省し，治療者はどこかに責める気持ちを抱えて対応する。この構造を改められれば，依存症治療は大きく前進すると考えている。

　認知行動療法的アプローチがわが国にも導入され，動機づけ面接法や随伴性マネジメント（ごほうびの部分）が強調されるにつれて，治療者の再使用に対するスタンスは変化している。しかし，まだ直面化や底つき理論の呪縛から解き放たれてはいない面もしばしば見受けられる。

③ 回復とは何か？　依存症の治療とは何をするのか？

　依存症治療を行う際に，その目標をどこに置くかは重要な問題である。結果として断酒や断薬が続くことを期待することは当然として，治療が有効に進んでいる目安として何を指標にするべきであるのか。

　依存症患者は，人間関係の中で過大なストレスを受けるため，「手っ取り早く簡単に気分を変えること」つまり「酔うこと」でストレスを回避し，仮初めの癒しを求めるという行動が習慣化する。そして，コントロールを失った状態をきたす。人は，ありのままの自分を受け入れてくれる安心感・安全感をもてる居場所と仲間があって，初めて本当の意味で癒される。依存症患者は，人の中にあって癒されることができないために酔いを求める。

　したがって，酔いを求めることを止めるためには，対人関係障害の克服が必要である。単に，物質の使用を止めるだけでは回復とはいえない。「止めているだけ」では，他の嗜癖行動に移行したり，気分障害をきたしたり，身体化したりする。

　筆者は，依存症からの回復とは，この6つの問題（表17）と向き合って，解決していくことに他ならないと考えている。

表17　依存症者に共通した特徴

〈依存症に関係する人間関係6つの問題〉

- ■ 1. 自己評価が低く自分に自信を持てない
- ■ 2. 人を信じられない
- ■ 3. 本音を言えない
- ■ 4. 見すてられる不安が強い
- ■ 5. 孤立でさみしい
- ■ 6. 自分を大切にできない

＊自分は親からさえ受け入れられていない，他人から受け入れられる価値がない，と誤解している。

〈依存症に関係する人間関係6つの問題〉

①自己評価が低く自分に自信を持てない。

②人を信じられない。

③本音を言えない。

④見捨てられる不安が強い。

⑤孤独でさみしい。

⑥自分を大切にできない。

　この6つはどれもが大きな問題であり，簡単に解決するとは思えない。しかし，その突破口がある。それが「本音を言えない」である。「本音を言えるようになること」つまり，「正直な気持ちを，安心して話せるようになること」を徹底して行うことが最も重要である。

　6つの問題は互いにリンクしている。「本音を言えるようになる」と，その相手をいつの間にか「信じられるようになっている」。そして，本音を言っても「見捨てられない」ことを実感する。本音を言える相手がいると，「孤独でさみしい気持ちから解放される」。ありのままの自分を受け入れてもらえたと感じられることで，少しずつ「自分に自信を持てる」ようになってくる。そこで初めて「自分を大切にできる」ようになる。

　どうして自助グループへの継続参加が回復のために大切なのか。その第一の理由は，「対人関係の問題の解決を進めていく場」だからであろう。自助グループを「信頼できる仲間がいる安心できる居場所」にできた人は，通い続けることで回復が進んでいく。「正直な気持ちを安心して話せる場所」をもてれば，そこで人は癒される。人に癒されるようになると，アルコールや薬物に酔う必要はなくなる。依存症者が本気で回復を望むのであれば，自助グループに毎日通うことが最も近道である。問題は，自助グループにつながることが多くの依存症者にとっては，抵抗があり簡単ではないということに尽きる。

　リハビリ施設，自助グループを利用して，同じ問題を抱えるメンバーの話を聞き，これまで誰にも話せなかった正直な思いを話せ，それをメンバー

に受け止めてもらえたと実感できた時に回復は始まる。回復の進んでいるメンバーを自分の将来的な目標とし、そこに身を置き続けることで、自分の居場所（仲間がいて安心できる安全な場所）となる。本当の仲間と居場所ができたときに、「本音を言えるようになる」「見捨てられる不安がなくなる」「人を信じられるようになる」「孤独でさみしい気持ちから解放される」「自己評価が高まり、自信を持てるようになる」「自分を大切にできるようになる」。そして、そのとき既に「酔う」必要はなくなっている。

SMARPPなどの集団認知行動療法的な集団プログラムの有効性も、実は同様の理由によるところが大きいと考えている。繰り返すが、依存症治療の目標は、「人の中にあって人に癒されるようになること」に他ならない。そのためには、治療者は、患者に対して正直な気持ちを伝えることが大切であり、患者が安心して本音を話せるような関係作り環境作りを目指していくことである。どのような治療プログラムであっても、このことが基本となる。

治療者は、薬物依存症の治療目標をどこへ置くべきか？　薬物依存症患者が治療場面に登場した場合、まず、治療者が一対一の場面で誠実に向き合い、患者が「正直な気持ちを安心して話せること」に専念することである。対人関係障害の改善はここから始まる。「正直な気持ちを安心して話せること」が具体的な治療目標として、もっと強調されるべきであると考えている。

④ 依存症の回復に必要なもの

依存症患者の中には「このままではいけない」「回復したい」という思いが存在する。そして、自分を理解してくれ、信頼して本音を話せる拠り所を求めている。人の中にあって安らぎを得ることができなかったために、薬物によるかりそめの癒しを求め、のめりこんだ結果が依存症である。と

すると，人の中にあって安心感・安全感を得られるようになったとき，薬物によって気分を変える必要はなくなる。依存症からの回復のためには，元にある対人関係の問題を改善していくことが必要である。その回復を実践する場が，自助グループ（断酒会，AA，NA）であり回復支援施設（ダルク，マックなど）である。これら回復の場につなぐための準備と橋渡しが医療機関の役割である。

　治療的には，アルコールや薬物の依存症もギャンブル，セックス，買い物などの嗜癖も共通点が多い。自助グループや回復支援施設では，嗜癖を対象とするところが増えている。

　道徳や性格の問題として叱責したり，懲罰を与えたりしても依存症は回復しない。依存症は病気である。病気を懲らしめてもよくはならない。むしろ悪化する。問題の解決のために必要なのは，治療であり回復支援である。依存症や依存症者に対する誤解や偏見が依存症者を追い詰め，多くの自殺者や事故死者，病死者を出している。

　依存症に対しては，コントロール障害を基本とした脳の病気であることを認識した対応が求められる。わが国はこの視点が著しく遅れている。これまで薬物依存症に対しては取締り一辺倒で対処してきたため，治療・回復支援は三流以下と言わざるを得ない状況が続いている。脳に直接働きかける依存症治療は現在のところ存在しない。治療効果を期待できる方法として，認知行動療法などの心理社会的治療が行われる。エビデンスに基づいた心理社会的治療を行う治療者に求められるスタンスは，「患者に対して敬意を払い，患者のニーズに沿った治療計画を立て，対決することなく患者を動機づけしていく」というものである。

　米国のNIAAA（National Institute of Alcohol Abuse and Alcoholism）が実施した大規模多施設研究であるProject MATCHでは，AAの理解を深めて参加を促進する治療である 12-Step facilitation therapy（TSF），適切な対処スキルを身に着ける治療である Cognitive-behavioral coping-skills therapy

（CST），動機づけ面接法を基にした治療であるMotivational enhancement therapy（MET）の三者を比較検討した。その結果，いずれも飲酒頻度や飲酒量を減少させる効果があったが，治療間の比較においては差がなかった。また，臨床特徴と三者の治療の有効な組み合わせもなかった。

　また，ミラーら（Miller et al.）は，治療者の共感的態度こそが治療の効果を左右するとしている。「誰が治療するか」が，「どの治療を選択するか」よりも治療効果を左右する可能性がある。「誰が」とは，「共感性が高い治療者」を指す。つまり，「偏見や陰性感情から解放されている治療者」である。このような治療者が，適切な治療を続ければ必ず回復は見えてくる。回復は，「人である治療者・援助者・仲間」との関わりにおいて生まれるものである。治療者・援助者は，心身ともに健康であり，患者の回復を信じられることが大切である。

　さらに，リットら（Litt et al.）によると，認知行動療法によって改善した患者は必ずしも新しい対処スキルを使っているわけではないという。

　これらの意味するところはきわめて大きい。治療技法の如何にかかわらず，回復のためには，治療者との良好な治療関係の上に動機づけが進められることが重要である。それが，自助グループや回復支援施設につながることであれ，認知行動療法であれ，その他の治療法であれ，結局は患者が「安心できる居場所」と「信頼できる仲間」ができたときに治療効果が得られる。治療に際して大切なのは，治療者・援助者が患者に陰性感情・忌避感情を持たず，共感と受容に基づいて適切な方向に導くということである。治療技法のみに流されては有効な治療にはならない。依存症者は健康な人との関わりにおいてこそ回復する。依存症者が人に癒されるようになったときに，酔いを求める必要はなくなっているはずである。依存症や嗜癖は人間関係の病気である。回復とは，信頼関係を築いていくことに他ならない。

⑤ 依存症が教えてくれるもの

　依存症の治療・回復支援に携わっていると，人間関係において大切なことが見えてくる。通常，治療者・援助者が，「患者を治してやろう」「薬物を止めさせよう」「変えてやろう」「正してやろう」という思いを持つ。これは自然なことであろう。しかし，この思いが強ければ強いほど逆効果になってしまう。なぜなら，この対応は患者との信頼関係を築くこととは逆の考えだからである。「変わるかどうか」「薬物を止めるかどうか」は患者自身の問題である。薬物を使い続ける自由もある。薬物を止めない選択肢もある。このことを尊重しなければならない。

　薬物を止めるか止めないかは，本人の問題である。

　治療者がこの問題を無視して，強引に患者を変えようとすることは「コントロール」であり，「支配」である。変えてやろうとすればするほど，代わらない患者に対して怒りが出てくる。患者を許せなくなり見捨てようとする。そして，患者は傷つき薬物に向かってしまう。

　治療者の最も重要な役割は，「患者に寄り添い信頼関係を育んでいくこと」である。依存症の治療・回復支援は，「当事者中心」でなければいけない。当事者を離れた治療・回復支援は，当事者を傷つけ回復とは反対の方向に押しやってしまう。治療者・支援者と患者が，対等の立場でお互いを尊重でき，信頼できることが回復を生み出す。結局は，治療者・支援者の意識の在り方が大きなカギであると考える。

　患者を支配しないためには，治療者・支援者は「健康で余裕があること」「孤立しないこと」「健康な人間関係を持てていること」「人を尊重できること」が大切である。「健康な治療者・支援者」とは，患者に対して陰性感情を持たずに，敬意と親しみを持てる人である。患者に共感できる人である。自分は健康な治療者であるかどうかを，自問する必要がある。

それでは，患者に対する陰性感情から解放されるためにはどうすればいいのであろうか。患者に共感できるためにはどうすればいいのであろうか。

　筆者の場合，長年にわたって病院の中だけで依存症患者と関わっていた。入院してくる患者の多くは，失敗例ばかりである。うまくいっていたら入院を繰り返すことはないであろう。病院でしか患者と接することのない筆者は，当時，どうすれば依存症患者が回復するのか，何が回復に大切なのか，まったくわからなかった。

　当時，本を読んで得られる知識では何もわからなかった。患者が何を考えているのかもよくわからなかった。彼ら彼女らの苦悩もわからなかった。表面的な関わりにしかなっていなかったと思う。

　私の転帰は，外に出るようになってからである。ある研究班の一員に指名された私は，ダルクに出入りするようになった。その時，依存症の治療に携わって10年がたとうとしていた。それを機に，依存症回復者と会う機会が増えていった。

　病院では治療を提供される患者と提供する治療者であるが，病院の外では対等の人間である。そして，多くの回復者が回復を信じられるようにしてくれた。人は変われることを実感できた。それまでは，回復を知らずに回復を目指していたことになる。病院の中だけに居ては，希望は見えてこない。回復が見えてこない。

　回復は病院の中にはない。社会の中に，自助グループや回復施設の中に存在する。治療者・支援者は，回復者に会いに行かなければならないと強く思っている。

　依存症の回復の先には，本物の幸せが待っていると信じている。治療者・支援者が患者の回復に立ち会えた時，治療者・支援者も心から癒される。信頼関係が築けた時，お互いが癒され，お互いが温かい気持ちになれる。信頼関係を築くことはどちらか一方の作業ではなく，双方向性の作業だからである。そこに，支援する者のよろこびがあるのだと考えている。

依存症は健康な人の中でこそ回復する。

この章のまとめ

　依存症は，正常範囲と病気の境界線の見分けが難しく，病気として認識することが難しい病気である。加えて患者や家族に否認が起こる。文化的社会的道徳的要素も影響する。そして，周囲の人々の陰性感情を引き起こす。このように，依存症はそれが病であると受け入れ難いさまざまな要素を含んでいる。しかし，一定の症状があり，患者本人や周囲の人々の日常生活に支障をきたせば，それは病気であろう。これはギャンブル，セックス，インターネット，ゲームなどの嗜癖にも共通する。

　平成28年6月に刑の一部執行猶予制度が施行された。多くの覚せい剤事犯者が，刑期を一部残して社会にでてくる。そして執行猶予期間を保護観察所に通って治療的関与を受けることが義務付けられる。わが国でも「刑罰」から「治療・回復支援」への移行がようやく始まる。ただし，社会の受け皿の整備は進んでいない。中心になるべき精神科医療機関はまったく関心を示していない。ここにも依存症に対する精神科医療のスタンスが見て取れる。取締り一辺倒で対処してきたわが国に最も遅れているのは，「依存症は病気であり治療や回復支援が必要である」という認識である。

　薬物依存症治療の留意点について（表18）にまとめる。

　薬物依存症患者は，その病気の特性から，自ら動機を持って精神科を受診することは少ない。しかし，薬物患者も「変わりたい」「回復したい」という思いを持っている。ただし，どうすれば薬物を止められるかがわからない。自力で断薬することは困難であるため，少しでも依存症治療につなぐ働きかけや，治療的対応を試みることは重要である。依存症治療は決して特殊なものではなく，他の精神疾患同様に誠実に向き合うことが求められる。

表18　薬物依存症治療の留意点

1. 患者に陰性感情・忌避感情を持たない。
2. 治療の場を正直な気持ちを話せる場とする。
3. 一緒によりよい状態を目指すという姿勢をとる。
4. 尿検査による通報や自首の促しはしない。
5. 患者の求める治療目的に沿った治療計画を立てる。
6. 疾患に関する必要な教育・情報提供を行う。
7. 簡便な認知行動療法的アプローチを取り入れる。
8. 治療介入を容易にする補助介入ツールを活用する。
9. 回復に必要な自助グループなどの情報を提供する。
10. 入院治療に際しては,「薬物渇望期」の対応を知っておく。
11. 処方薬依存を生まないように配慮する
12. 治療が継続するよう配慮し, 長い目で回復を見守る。
13. よい変化に対しては十分評価する。
14. 失敗は責めずに修正できるように促す。
15. 回復を願った誠実な対応を心がける。

　薬物患者の対応を困難にしている最大の原因は, 薬物患者に対する治療者の忌避感情・陰性感情である。治療者がこの感情から解放され患者と向き合えた時に有効な治療が始まる。薬物依存症患者は, 理解ある援助を求めている。薬物依存症の治療は決して特殊なものではないことを強調したい。薬物依存症患者もその家族も, よりどころとなる治療者を求めている。彼らは決して, 特別な人たちではない。支援を必要とする病者である。

　　ひとを信じられるようになると
　　ひとに癒やされるようになります。
　　ひとに癒やされるようになると
　　薬物に酔う必要はなくなります。

依存症は人間関係の病気です。

回復とは信頼関係を築いていくことに他なりません。

わが国の依存症者が回復を求めたとき，当たり前に治療・回復支援が受けられる日が来ることを切望します。

第Ⅱ部

実践編①：
主要薬物別の特徴と対応

わが国の主要な問題薬物について，具体的な特徴と対応の留意点について述べる。

　ここでは，覚せい剤，処方薬，危険ドラッグ，有機溶剤，大麻を取り上げる。

1. 覚せい剤

　覚せい剤は，精神依存と精神病状態を高頻度に惹起する依存性物質であり，精神科臨床において最も重要な薬物でもある。覚せい剤患者は，わが国の精神科医療機関を受診する薬物関連患者の過半数を占め，中毒性精神病で精神科救急に登場することも多い。また，覚せい剤事犯者は，窃盗犯と並んで最大の服役者数を占めている。

　急性中毒では，中枢神経系の異常興奮による精神神経症状，交感神経刺激作用による身体症状が見られる。前者では，興奮，気分高揚，多弁，過覚醒，知覚過敏など，後者では，不眠，食欲減退，頻脈，瞳孔散大，血圧上昇，発汗，口渇などをきたす。時に意識障害を伴った包囲襲撃（包囲され襲撃を受ける）状況を訴えたり，切迫した急性錯乱状態を呈したりすることもある。

　薬効時には，一般的薬理作用に加えて，一晩中ゲームや掃除を続けるなどの物事に対する詮索熱中や強迫的常同行動が認められることが多く，薬効が切れると，無欲，疲労，不快感，抑うつ，嗜眠，過食などが見られる。意欲減退（無為，無欲状態）および情動障害（情動不安定，易怒性等），不安神経症様症状などが持続することも多い。

1 病態

1) 覚せい剤関連精神疾患の類型

　覚せい剤関連精神障害の臨床については，わが国に豊富な経験の蓄積がある。ここでは，1986年の覚せい剤中毒者対策に関する専門家会議により作成された臨床分類を基に提示する。古いものではあるが現在も十分参考になる。

①覚せい剤急性中毒

　覚せい剤使用後1時間以内に出現する中枢神経系の異常興奮による精神神経症状，交感神経刺激作用による身体的中毒症状，さらに薬効の消退に伴って出現する反跳現象をもって診断される。

a.　一般的精神身体症状
　　ⅰ）精神症状：精神運動興奮，気分発揚，爽快，多幸，万能感，多弁，過覚醒，不安，焦燥，知覚過敏，錯覚，パレイドリア，要素性幻聴など。
　　ⅱ）身体症状：不眠，食欲減退，頻脈，瞳孔散大，血圧上昇，発汗，四肢冷感，嘔吐，口渇，腱反射亢進，振戦，痙攣など。
b.　急性症候群（多くは意識障害を伴う）恐怖不安反応，急性幻覚，せん妄，急性錯乱など意識障害を伴うことが多く，「包囲襲撃状況」を訴え，切迫した急性錯乱状態を呈することもある。
c.　反跳現象（薬効の消失とともに出現）無欲，疲労，不快感，抑うつ，嗜眠，過食など。

②覚せい剤依存症

　覚せい剤依存徴候および関連した精神身体症状を有するが，明確な幻覚妄想を伴わない状態である。覚せい剤使用量の増加，渇望に基づく使用抑制の障害が見られる。付随する症状を以下に示す。

a.　挿間性に見られる症状
　　ⅰ）薬効時には，一般的薬理作用に加えて，物事に対する詮索熱中や強迫的常同行動が認められることが多い。
　　ⅱ）軽微な離脱症状として，無欲，疲労，脱力，抑うつ状態，睡眠障害，多夢などを認める。覚せい剤に対する渇望に基づく焦燥，易怒

性を認めることが多い。

b. 持続性に見られる症状

  ⅰ）意欲減退（無為，無欲状態）および情動障害（情動不安定，易怒性等）。

  ⅱ）不安神経症様症候群（心気症，恐怖症などを含む）。

②覚せい剤精神病

覚せい剤依存徴候を有するかまたは有していた者に生じた幻覚妄想状態を主とする精神病状態である。休薬後には，以下の経過類型を示す。

a. **早期消退型**：休薬後 1 カ月未満に症状が消退するが，再燃現象を示すものもある。薬物使用による再燃と非特異的刺激による自然再燃がある。

b. **遷延持続型**：休薬後も 1 カ月以上にわたって症状が持続するもの。6 カ月以上の長期にわたって症状の小康と増悪を繰り返すものもある。

④残遺症候群

かつて依存徴候があったが現在はこれが認められないものであり，以下に分類される。

a. 不安神経症様状態あるいは身体的不安定愁訴。

b. 情動障害，意欲障害を中心とする症状。

c. 人格変化：意欲欠如性，軽佻浮薄性，情動不安定，爆発性，敏感性など。

2）覚せい剤精神病の特徴

覚せい剤では，催幻覚妄想作用が特徴である。覚せい剤精神病の妄想は，関係妄想を中心に被害・追跡・注察・嫉妬妄想などからなり，幻覚は幻聴が主である。幻覚や妄想の内容が実際の生活や覚せい剤使用に関連した状

況反応性の色彩を持つことが多く，急性中毒時には意識障害を伴ったり包囲襲撃状況を訴えたりし，切迫した不穏状態を呈する。

　しかし，覚せい剤使用直後を除けば，病的体験が全人格を支配することは少なく，現実との交流や病識が保たれていることが多い。精神病症状の極期を除き，対人接触が良好であり疎通性が保たれていることが特徴で，これは統合失調症との相違点とされている。いったん症状がでると再使用で容易に再燃し（逆耐性現象），ストレス・不眠でも自然再燃（フラッシュバック）が見られる。

　もうひとつの特徴は，覚せい剤の非使用時にも遷延する「猜疑心」と「音に対する敏感さ」である。「猜疑心」が悪化すると妄想に，「音に敏感」が悪化すると幻聴となる。日常生活において，他人の視線や生活音などが気になり，容易に被害関係念慮や妄想に発展して粗暴な行為に及ぶことがある。

　覚せい剤精神病の診断については，症状の持続期間を巡って，症状が年余にわたる例も多いとするわが国と，欧米との見解には相違があり，DSM-IV-TRでは1カ月，ICD-10では6カ月を超えないとされるように，長期遷延持続例を認めていない。しかし，わが国の豊富な臨床経験の蓄積に裏付けられた自然再燃や逆耐性現象などは，欧米の急性中毒モデルでは説明がつかない。

2 治療

1) 覚せい剤急性中毒と覚せい剤精神病の治療

　急性中毒，つまり急性錯乱状態や急性幻覚妄想状態の治療は，統合失調症の急性期の治療に準じて行う。大量摂取時は意識混濁を起こして脈絡のない行動や衝動的な問題行動に及んだり自暴自棄になったりすることもある。刺激に過敏に反応するため，安全な場所で安心できる対応を心がける。非定型抗精神病薬を主とした薬物療法により，比較的容易に落ち着くこと

が多い。医学的に解毒は容易であり退薬期は嗜眠状態となる。その後，数日して情動不安定で易刺激的・暴力的となる依存症に特有な時期（薬物渇望期）が見られる。そのため入院治療時は抗精神病薬の減量，行動制限，退院処遇を急ぎすぎないよう注意する。この時期を超えると別人のように落ち着くことが特徴である。

　慢性中毒，つまり狭義の覚せい剤精神病の治療も，やはり統合失調症の治療に準じて行う。非定型抗精神病薬を主とした薬物療法により，比較的容易に寛解に導入できることが多い。ただし，覚せい剤精神病の元にある依存症の治療を念頭に治療戦略を立てる必要がある。

　急性中毒か否かの鑑別のために尿検査を行う。多剤乱用の可能性もあることから，他の薬物使用の有無を確認するために triage® が望ましい。

　いずれにしても，精神病症状の消退をもって治療を終了としてはならない。症状消退後，速やかに退院処遇となるか，司法機関に引き渡される場合が多いが，再使用の可能性があれば，依存症の治療に導入したい。

2) 覚せい剤依存症の治療

　覚せい剤依存症の治療については，第一部に記載したことが基本となる。特に注意することとして，一点目は，覚せい剤使用は犯罪であるという意識が患者・家族に強く，そのことが自尊感情を引き下げている。周囲の対応もこれに加わり，さらに自尊感情は低下していく。そのため薬物関連の人間関係しか持てず，孤立していく。逮捕・服役や精神科病院への入院がさらに自尊感情を傷つけていく。患者は，覚せい剤を使ってその苦痛を除去しようとする。この悪循環から抜け出すことは容易ではない。治療者・支援者は，いかに自尊感情を傷つけず，高められるような関わりをできるかを意識している必要がある。

　二点目として，覚せい剤はセックスドラッグでもある。「覚せい剤依存＋性依存」という観点も忘れてはならない。これが断薬のハードルを高くし

ている。彼ら彼女らは、基本的には断れない人たちである。嫌でも求められると応じてしまう。そして自責的となる。セックスパートナーとの使用が習慣化している場合、とくに女性患者はパートナーから離れることは難しい。DVやストーカーの問題を併せ持っていることもしばしばである。このことを理解した支援でないとうまくはいかない。無理にパートナーと離そうとしたり、別れるように強要したりすると、患者は治療から脱落してしまう。患者自身が持つ葛藤を理解し、寄り添う対応が求められる。患者がパートナーから離れる決心があれば、支援機関に繋ぐ。覚せい剤を断ち切る決心がつけにくいように、パートナーとの関係を断ち切る決心はつけられないものである。パートナーから離れられないからと言って、決して患者を責めてはいけない。離れるか否かは、患者自身が決めることであることに留意しておく。

　三点目は、先にも述べたように、「勘ぐり（猜疑心）」と「音に敏感」という覚せい剤に特徴的な症状の動きに注意することである。覚せい剤を使用しなくても不眠やストレスにより変動することが多い。精神状態のバロメーターとして把握して対応する。「勘ぐり」があるため、より丁寧な対応を心がける必要がある。

　いずれにしても、覚せい剤については、他の薬物依存と同様に欲求の有無・程度や使用の有無について、オープンに話せる治療関係を築き続けることが大切である。

　この関係ができれば、治療はそれほど難しくはない。使用が始まり止まらない場合は、入院の検討も行われるが、これもあくまで患者が決めることを基本とする。

　治療者は提案したり、懸念を示したりするが、入院の強要はしない。このままでは逮捕されたり、精神病症状が悪化したりしないか心配である旨伝え、具体的な対応法を一緒に考える。患者と治療者の意向がかけ離れていては有効な対策は立てられない。

表1　覚せい剤依存症治療の留意点

1) 患者に陰性感情・忌避感情を持たない。
2) 治療の場を正直な気持ちを話せる場とする。
3) 一緒によりよい状態を目指すという姿勢をとる。
4) 覚せい剤については尿検査による通報や自首の促しはしない。
5) 患者の求める治療目標に沿った治療計画を立てる。
6) 疾患に関する必要な教育・情報提供を行う。
7) 簡便な認知行動療法的アプローチを取り入れる。
8) 治療介入を容易にする補助介入ツールを活用する。
9) 回復に必要な自助グループなどの情報を提供する。
10) 入院治療に際しては、「薬物渇望期」の対応を知っておく。
11) 処方薬依存を生まないように配慮する。
12) 治療が継続するよう配慮し、長い目で回復を見守る。
13) よい変化に対しては十分評価する。
14) 失敗は責めずに修正できるように促す。
15) 回復を願った誠実な対応を心がける。

　覚せい剤依存症患者の治療の留意点について表1に示す。

2.　処方薬

　近年，睡眠薬などの過量服用に象徴されるように，「使っても捕まらない」薬物である向精神薬の乱用・依存が急増し深刻な問題となっている。これらは医師が処方する治療薬という性質上，医原性の要素も強く，覚せい剤などとは異なる対応が必要である。

　わが国の処方薬乱用・依存問題の重要課題が，ベンゾジアゼピン系とバルビツール酸系である。過量服用による自殺企図などで繰り返し搬送され

る例が多く，救急医療でも問題となっている。

　ハイリスクの患者に安易に処方すると容易に依存形成するため，初期対応が重要である。ベンゾジアゼピン系に対して，多くの先進国が2週間程度の処方に限定することを推奨しているが，わが国では漫然と長期投与されることが多い。依存症の治療は，良好な治療関係の構築を基盤に動機づけを進め，認知行動療法や自助グループの継続参加などを積極的に取り入れる。

① わが国の薬物問題の現状と特徴

　処方薬では，かつて問題となったバルビツール類系は，昔の評判の悪い睡眠薬の代表でもある。依存性が強く，耐性ができやすく，大量に服用すると死に至る危険性が高い。

　現在の睡眠薬，抗不安薬の多くが含まれるベンゾジアゼピン系は，バルビツール類系に比較して安全性が高いことから，精神科に限らず身体科でも広く使われてきた。近年，精神科・心療内科のクリニックが急増していることも加わり，日常的に処方される薬剤となっている。そのため，乱用・依存問題が深刻になってきている。わが国の処方薬乱用・依存問題の最重要課題がベンゾジアゼピン系である。

　今後，新たな処方薬問題として懸念されるのがアヘン類である。医療用モルヒネやフェンタニルなどの麻薬は，これまで癌性疼痛に限って適応が認められていたが，慢性疼痛にも適応が拡大された。これにより，麻薬乱用患者が出始めていることから今後注意が必要である。米国では，医療用オピオイドがコントロール不能状態に陥っており，過量使用により毎年多くの乱用者が死亡している。

② 処方薬乱用・依存として問題となる薬物

　処方薬乱用・依存が問題となる薬物を表2に示す。まず，重要なものは，鎮静薬（睡眠薬＋抗不安薬）である「中枢神経抑制薬」が挙げられる。ここには，ベンゾジアゼピン系とバルビツール酸系がある。前者は先に述べたように現在使われる多くの睡眠薬，抗不安薬が含まれる。商品名として

表2　処方薬依存として問題となる薬物

1.　向精神薬（鎮静系）：とくに睡眠薬と抗不安薬
1）ベンゾジアゼピン系 　現在使われる多くの抗不安薬・睡眠薬 　　例 セルシン，デパス，レキソタン，ベンザリン，ハルシオン，ロヒプノールなど多数
2）バルビツール酸系 　かつて使われた睡眠薬（抗てんかん薬） 　　例 ベゲタミン（合剤），ラボナ，フェノバール
2.　鎮痛剤：麻薬系と非麻薬系
1）麻薬系：米国で最も難しい問題となっている処方薬 　これまで癌の激しい疼痛に限定されてきたが，慢性疼痛にも使用されはじめている。 　　例 モルヒネ，コデイン，フェンタニル
2）非麻薬系：わが国の問題の主 　麻薬指定でないため使われやすい。 　　例 ペンタジン，ソセゴン，レペタン（注射） 　　　ボルラテン，バファリンなど（経口）
3.　中枢神経刺激薬
1）メチルフェニデート（リタリン） 　うつ病の適応で，ひきこもりに多く使われたが，乱用や依存問題が社会問題化したため，適応は取り下げ，流通規制され下火となった。現在の適応はネルコレプシーとADHDのみ。 　「ソフト覚せい剤」「飲む覚せい剤」
2）ベタナミン，サノレックス，麻黄など 　リタリンが入手困難となり，代わりに使用されるが，リタリンほどの効果は得られない。

は，セルシン，デパス，ソラナックス，ハルシオン，ロヒプノールなど多数ある。後者はかつて睡眠薬として使われたもので，商品名としてはベゲタミン（合剤），ラボナ，フェノバールなどがある。

　その他に問題となる処方薬としては，「鎮痛剤」と「中枢神経刺激薬」がある。鎮痛剤はモルヒネ，コデイン，フェンタニルなどの麻薬系とペンタゾシン，ブプレノルフィン，非ステロイド抗炎症薬（NSAIDS）などの非麻薬系に分けられる。

　また，中枢神経刺激薬では社会問題にもなったメチルフェニデート（商品名リタリン）が有名である。リタリンは，うつ病の適応でひきこもり患者や，通常の抗うつ剤で効果が得られにくい患者に使われたが，乱用や依存の問題が大々的に取り上げられ，製薬会社によるうつ病適応の取り下げや流通規制により下火となった。現在の保険適応はナルコレプシーのみであり，「ソフト覚せい剤」「飲む覚せい剤」とも呼ばれたリタリンは表舞台から消えた。リタリンに代わるものとして，ペモリン（商品名ベタナミン），モダフィニル（商品名モディオダール），マジンドール（商品名サノレックス），麻黄，エフェドリンなどが乱用されるが，リタリンほどの問題にはなっていない。

③ 症例提示

　処方薬依存症の具体的な症例について提示する。個人情報の保護のため改変してある。

症例1 42歳女性　主婦

　　34歳時に夫の浮気が発覚したが，逆に離婚を切り出されて翌年に離婚。二人の息子と暮らすが，不眠，不安，抑うつ気分が見られ，近くの心療内科を受診。ベンゾジアゼピン系の睡眠薬，抗不安薬を

処方された。それから徐々に服用量が増え，不眠に対してバルビツール酸系も追加された。37歳時には身体科も含めて4カ所の医療機関から処方を受けるようになった。家事・育児ができなくなり，朝から服用して「ほろ酔い」で家事を試みたり，自責感からさらに服用量が増えたりするようになった。希死念慮を訴えて過量服用したり，もうろう状態で転倒したりして，救急搬送されることもあった。

　母が保健所に相談し，大学病院や精神科病院に入院したが，退院と同時に再び処方薬を乱用し希死念慮も続いていた。38歳時，解毒入院を繰り返していた精神科病院より依存症治療目的で当センターを紹介された。

　外来では良好な治療関係の構築と治療の動機づけを優先した。この間も処方薬，特に睡眠薬の乱用は続いた。もうろう状態で来院が滞ったため，解毒目的で任意入院となった。入院後は，乱用を責めることなく患者の思いに共感することを重視した対応を行った。処方については，ベンゾジアゼピン系は一定量を維持し，バルビツール酸系は徐々に減量・中止した。不安焦燥感や不眠には抗精神病薬，鎮静効果のある抗うつ薬などで対処したが，多訴で落ち着かず頻回に処方薬の要求が見られた。つらさを訴えて泣いたり希死念慮を訴えたりしたが，スタッフが受容的・支持的に関わった。その後，自ら依存症治療プログラムへの参加を希望するようになり，徐々に前向きな言葉や笑顔が見られるようになった。

　3カ月間の入院治療を経て退院したが，まもなく不安・不眠を理由に日中から睡眠薬を服用するようになった。調剤薬局からは，他の複数の医療機関からの重複処方の情報が寄せられた。母から叱責されたことを契機に，大量服薬して自殺企図。他の医療機関から処方されたバルビツール酸系も多く服用しており，救急病院のICUに入院となった。誤嚥性肺炎と横紋筋融解症を併発したが，数日して

快方に向かい，当センターへ転入院となった。

2回目の入院でも初回同様の対応を行った。患者から離婚が納得できない気持ちと，母からの過干渉的な介入に対する葛藤や強い自責感が語られた。その後，病院内のミーティング場面でも次第に自分の正直な思いを少しずつ話せるようになった。39歳時，再びうつ状態で家事ができなくなり，自責感から希死念慮が高まったことを主治医に訴えたため，大量服薬せずに相談できたことを評価し，精神症状改善目的で3回目の入院となった。

40歳時，4回目の入院を経て葛藤状況の整理に自ら取り組み，日常のストレスに関して適切に相談をできるようになった。同時に，他の医療機関から処方薬を入手することはなくなった。通院時には処方通りの飲み方ができているか否かの自己モニタリングを続けた。自らの気持ちを言葉で表現できるようになるにつれ，処方薬に頼る傾向は少しずつ軽減し，精神状態も安定するようになった。一方，母に対しては，労をねぎらいつつ受容的に関わり，個別の面接や家族教室を通して，本人の自立を見守れるように支援した。

現在，時に処方薬を飲みすぎることはあるものの，薬だけで対処しようとすることはなくなっている。

症例2 28歳女性　無職

15歳より大麻乱用。21歳より覚せい剤，LSD，コカイン乱用。22歳で付き合った男性と覚せい剤を常用するようになり，生活が乱れてきた。心配した母親が相談機関や自助グループに自ら通うようになった。母親同伴で精神科に受診してもすぐに中断した。25歳，覚せい剤使用による精神症状が深刻となり，本人が自ら助けを求めて精神科を受診。通院を続けたが早期から処方薬の乱用が見られ，増量されていった。覚せい剤も断てないまま経過していたことから，

27歳時に当センターを紹介された。

　まず治療関係を築くことから始め，覚せい剤のみならず処方薬の乱用・依存問題についての動機づけを進めていった。「前医では覚せい剤さえ止まっていれば，求めるままに処方薬を出してもらえた」と語り，問題意識は乏しかった。気分が優れないとひきこもりがちに過ごすことが多く，その際に「何もかも忘れるため」に日中から睡眠薬を服用したり，その時の気分で種類や量を決めたりしていた。常に手元に睡眠薬がないとイライラしたり不安になったりするため，大量にため込んでおり，指示通りに服用することはなかった。

　外来診療の場では，男性や家族との葛藤状況を少しずつ語れるようになると，前向きに変わりたいという意欲が見られるようになってきた。不快な気分に陥ると過量服薬してひきこもる傾向は続くものの，処方薬の乱用に対する問題意識が高まるようになると，自ら処方薬を減量したいと希望するようになり，徐々に実行できるようになった。外来での集団治療プログラムへ参加したり，以前に通っていた自助グループ（NA）へ通い始めたり，同性の相談相手ができたりという変化が見られている。

［前医で出されていた処方内容］

①ベゲタミンA　　　　　　　2錠
　ベゲタミンB　　　　　　　1錠
　フェノバール（30mg）　　2錠
　サイレース（2mg）　　　　4錠
　ハルシオン（0.25mg）　　3錠
　エリミン（5mg）　　　　　4錠
　ドラール（15mg）　　　　1錠
　ピレチア（25mg）　　　　1錠　　以上，就寝前に服用

②セルシン（5mg）　　　　　3錠

　リスパダール（1mg）　　　3錠　　　以上，各食後に服用

[初診から12カ月後の処方内容]

①セロクエル（100mg）　　　1錠

　ジプレキサ（5mg）　　　　1錠

　サイレース（2mg）　　　　2錠

　レスリン（50mg）　　　　 1錠　　　以上，就寝前に服用

②バレリン（200mg）　　　　3錠

　セルシン（5mg）　　　　　3錠　　　以上，各食後

　次に対応が困難であった覚せい剤と処方薬依存症合併症例について詳細に示す。

症例3 52歳男性　無職（元暴力団員）

初診時主訴：不眠，苛々がひどい。

家族歴：父が覚せい剤などで複数回服役，姉がうつ病で治療歴あり。

生育・生活歴：同胞三人で姉と妹二人，両親は他界しており，姉妹とは長年音信不通。3度の結婚歴があり，現在の妻は統合失調症の診断で他の医療機関に通院中。中学卒業後から暴力団事務所に出入りし，34歳で暴力団をやめてから運転手，飲食店勤務などをしていたが，現在は生活保護受給中。

現病歴：幼少時より父の暴言暴力があり，母や姉が暴力被害にあっていたが，患者は可愛がられたという。13歳よりシンナー，17歳より覚せい剤を乱用。他にもコカイン，ヘロインなどの乱用歴がある。27歳より覚せい剤を常用するようになった。30歳より幻覚妄想が活発となり，不定期に精神科クリニックを受診するように

なった。31歳，35歳，39歳，44歳時に覚せい剤取締法違反，傷害などで服役している。

47歳で出所後，覚せい剤の乱用は目立たなくなったが，苛々と不眠を主訴に心療内科クリニックを受診。まもなく大学病院の精神科を紹介された。処方された睡眠薬の過量服用・日中の乱用などが繰り返しみられ，昼夜逆転や慢性的なもうろう状態がしばしば見られるようになった。

3カ月の通院の後，自宅近くの精神科病院へ紹介された。転医後も，処方薬の乱用はエスカレートする一方で，易怒的・暴力的で記憶の欠損もしばしば見られた。外来で些細なことから怒声を上げたり，自分の欲しい薬の増量を強く求めたりした。自分で選んだ薬を飲みたいときに好きなだけ服用することを繰り返した。49歳時，通院していた医療機関で頻回にトラブルを起こすことから，当センターを紹介され外来通院を開始した。

[前医で出されていた処方内容]
①ベゲタミンA 4錠
　ラボナ（50mg） 2錠
　ハルシオン（0.25mg） 3錠
　サイレース（2mg） 2錠
　ベンザリン（10mg） 3錠
　レンドルミン（0.25mg） 3錠
　ドラール（15mg） 2錠
　アモバン（7.5mg） 2錠
　ヒルナミン（25mg） 4錠
　コントミン（100mg） 2錠　　　以上，就寝前に服用

②デパケンR（200mg）　　　3錠
　リスパダール（2mg）　　　3錠
　バルネチール（200mg）　　6錠
　デパス（1mg）　　　　　　3錠　　以上，各食後に服用
③その他，頓用薬多数。

　初診時の対応は極めて重要である。一般的に，患者は受診に抵抗
があったり，強い不安や敵意をもっていたりすることもある。受診
前に家族や周囲の人たちから叱責を受けたり，他の医療機関で門前
払いされたりしていることも多い。治療者は，「ようこそ」という態
度で迎えることで治療が容易となる。
　この事例のような薬物依存症患者に対して，治療者は初めから陰
性感情・忌避感情をもって臨むことが多い。患者以上に感情的になっ
て，あからさまに対決姿勢を前面に出すこともある。その時点で，す
でに治療の遂行は困難となる。なぜなら，患者は治療者の陰性感情
を敏感に察知するからである。また，治療関係ができてもいないの
に，治療者の考えを押し付けても反発を招くだけである。「患者がど
のような思いで受診したのか」，「何を問題と感じているのか」，「どう
したいのか」などを，先入観をもたずに傾聴する姿勢が大切である。
　この事例では覚せい剤依存症が元にあることから，覚せい剤患者
特有の猜疑心（被害関係念慮）の扱いを知っておくことは重要であ
る。覚せい剤患者の特徴の一つとして猜疑心をもちやすい傾向があ
るが，このような患者に対して，治療者はなおさら陰性感情をもた
ず敬意をもって誠実に関わることが重要である。さらに，「勘ぐり」
と「音に敏感」は，覚せい剤使用の典型的な症状であること，悪化
すると妄想や幻聴になることを説明し，自ら進んで話してもらえる
関係作りを心がける。また，覚せい剤使用については通報しないこ

とを保障する。患者に正直に話してもらえる治療関係を築いていくことが最優先であり，かつ最も重要であることに留意する。

精神症状に対しては適切な薬物療法を行い，症状の軽快をみると信頼関係はさらに深まる。覚せい剤使用や怠薬により幻覚妄想状態に発展させないこと，粗暴な行為に及ばないことなどに注意を促す。通院途中や待合室などでトラブルを起こす患者に対しては，人の少ない時間帯に予約を設定するなどの配慮をする。薬物依存症患者特有のせっかちで待てない傾向，白黒思考，自尊感情の低さ，自己効力感の低さなどの理解が必要である。

高圧的で相手を支配しようとする患者ほど，人間不信が強い。そして，患者は不安で困惑しており，安心して信じられる対象を求めている。治療の成否は，治療者の患者に向き合う姿勢と治療関係の良し悪しに負うところが大きい。

初診後の経過：

外来では，まず治療関係の構築を心がけた。初めから患者に対して陰性感情・忌避感情をもたずに，これまで医療機関とうまくいかなかった理由などについて，率直に尋ね話してもらった。そして，患者自身が何に困っていて，どうしたいのかに焦点を当てた治療目標を立てることにした。覚せい剤の使用欲求が高まると睡眠薬の大量服用によって寝てしのいでいたこと，自分でも苛々しやすい状態を何とかしたいこと，妻が病気で家事をできないこと，これまでの医療機関ではまともに相手にされなかったので腹が立ったこと，できることなら処方薬を減らしたいという思いはあること，睡眠薬を飲まないときも日によってはあること，などを語った。

初診時に，外来通院を続けてほしいことを伝え，その後予定通りに通院できると，そのことを言葉で評価し，患者の意向に沿った具

体的目標を共有することにした。このように，治療関係作りと乱用を止めるための動機づけを行いつつ，服用せず大量に残っているという処方薬については，処方を中止し，回収に協力してもらえるように提案した。提案に対して，にわかに応じてはくれなかったが，2カ月後の外来時に前医の処方薬の一部を持参して処分を求めてきた。そのことを筆者は率直に賞賛し，嬉しい旨を伝えた。

　一方，処方薬の整理を徐々に進めたが，不眠やイライラの訴えは続き，とくに不眠に対する不安が強く，睡眠薬を1錠減らすことにも強い抵抗を示した。また，ときに「勘ぐり」や幻聴の訴えが強くなった。被害関係念慮から通院途中の電車や病院の待合室などでトラブルを起こすことも時々見られた。元来，気が短くて切れやすい面も認められたが，これまでのトラブルは，自尊感情を傷つけられたことや，被害関係念慮に基づいていたことも明らかとなった。また，不眠に対する強い不安感をもっており，眠れないと焦燥感が高まり，感情のコントロールがつかなくなることも語られるようになった。一旦処方薬を減量できても，何らかのストレスが加わると服薬による対処しか持ち合わせていないため，執拗に薬の増量を求めることが繰り返された。残薬が十分にないと不安が高じることも語られた。

　こうして，「患者が抱えていて誰にも話せなかったこと」を外来で少しずつ話せるようになっていった。よい変化にはその都度評価して言葉で伝えた。過量服薬に伴う失敗に対しては，決して責めることなく対処法について一緒に検討した。このような対応を続けて半年が過ぎると，患者は自ら処方薬を減量したいという希望を述べるようになった。初診から10カ月たって処方薬の減量を動機づけされ，大量に服用していた睡眠薬の減量が具体的に進むようになった。決して急ぐことなく，しかし確実に減量していった。いったん動機づ

けされると，減量が苦痛ではなく乗り越えるべき課題となり，診察場面でのやり取りが楽しいものとなった。この思いは患者も共有できていると感じられた。減量の際には，患者の意向を取り入れるべく意見を求めた。こうして，睡眠薬や覚せい剤の乱用は止まり，情動面が安定し，被害関係念慮や幻聴も目立たなくなってきた。

ときに，自分の思うにいかないと声を荒げたり，薬の増量を求めたりすることもあったが，介入により短時間で落ち着けるようになった。また，来院時の笑顔も明らかに多く見られるようになり，顔見知りのスタッフとも談笑できるようになった。処方薬の減量が進み，患者の前向きな取り組みをスタッフから評価されることで，徐々に自信が持てるようになったようであった。

初診から3年が経過した。現段階では処方薬を減らすことが重要な目的ではなく，処方薬に過度に頼らなくとも情動面や行動面での問題に対処できるようになっている。他のスタッフも患者の変化に対して好意的に受け止め，適切に対応できるようになっているため，主治医不在時も，他のスタッフの対応で落ち着けている。現時点での処方内容を下記に示す。まだ，処方内容に問題がないわけではない。ベゲタミンやサイレースなどの中止・減量は，容易には進められないが，過量服薬の問題は軽減し，問題行動を認めなくなっている。

[治療3年経過時の処方内容]
①ベゲタミンA　　　　　　　　1錠
　サイレース（2mg）　　　　　2錠
　ベンザリン（10mg）　　　　　1錠
　セロクエル（200mg）　　　　1錠
　ロドピン（50mg）　　　　　　1錠
　リスパダール（2mg）　　　　1錠　　　以上，就寝前に服用

②ロドピン（50mg）　　　　2錠

デパケンR（200mg）　　　4錠　　以上，朝，夕食後に服用

　焦燥感が持続して高まっているときは，上記処方に加えて，持効性注射薬であるフルデカシン（25 mg）2~3Vの筋注を状況に応じて使用している。

④ 処方薬乱用・依存の特徴

a. 向精神薬乱用・依存症患者の特徴

　処方薬乱用・依存症患者のうち，とくに向精神薬使用障害患者は，表3に示すような特徴がある。まず，何事も薬で解決しようとする傾向である。不眠や気分不快は当然として，痛みや落ち込み，もやもやなど，薬以外の解決方法を試みようとはしない。そのため，抗不安薬や睡眠薬はもちろん，抗うつ薬，抗精神病薬，鎮痛薬，感冒薬，下剤，湿布なども安易に使い乱

表3　向精神薬依存症患者の特徴

- すべて薬で解決しようとする
- 1錠減らすことにも強い抵抗を示す
- 自分の気に入った薬を飲みたいときに服用する
- 睡眠薬に対する要求がとくに強い
- 合わせて鎮痛薬，感冒薬，下剤などの要求も強い
- 「まとめのみ」するためにためている
- もうろう状態で転倒や外傷を負うことが多い
- 「酒乱」ならぬ「薬乱」状態で問題を起こす
- 「乱用しても捕まらない」という意識が強い
- 他の物質依存や嗜癖行動を併せ持っている

用が起こる。不快な状況を素面で耐えることができなくなっているため，強力な効果のある薬を求める。さらに，すぐに効かないと気がすまないため，即効性の高い薬を大量に服用する。注射を求める患者が多いこともこれを裏づけている。薬に頼る傾向は速やかに進行していくため，薬でしか解決できないという思い込みが強化されていく。そのため，薬がないと強い不安・焦燥感を伴うようになる。それとともに，自分の力で乗り切るという当たり前のことができないため，自分に対する自信は低下していく。つまり，ストレス耐性が低下し，社会適応力が障害されていく。

　以上はすべての依存性薬物についても共通して言えることである。さらに，患者は1錠減らすことにも強く抵抗を示す。逆に増量を期待して来院していることも多い。治療者は，乱用・依存の問題を扱おうとしていても，患者はより多くのより強い薬の獲得を目的にしていることもしばしば起こる。彼らは，自分の気に入った薬を飲みたいときに飲みたいだけ服用する。そのための貯えは多くなければならない。

　「まとめ飲み」もエピソード的に繰り返される。この場合，意識や記憶を飛ばす目的で睡眠薬が多用されるが，あらゆる処方薬をひとまとめにして飲むこともある。睡眠薬は薬効の実感を即座に得られることも一因である。また，超短時間作用型の薬ほど効いたという実感を得やすいため好まれる。「まとめ飲み」によるもうろう状態で転倒，転落により外傷を負うことが多いことも向精神薬乱用の特徴である。また，アルコールと併用している場合はさらに危険であり，生命的な危機に至る可能性も高くなる。もうろう状態で車の運転をして事故になることもあるが，多くの場合，本人の記憶は曖昧である。「酒乱」ならぬ「薬乱」状態で暴力行為に及ぶこともある。

　処方薬乱用・依存では，医師から治療目的に出されている薬であること，乱用しても捕まらないことなどから，問題改善の動機づけが困難である。そして，通常他の物質依存や嗜癖行動を併せもっており，クロスアディクションへの取り組みが必要である。

b. 向精神薬乱用・依存の臨床タイプ

　筆者は，向精神薬乱用・依存を2つのタイプに分けて対応している。つまり，精神科治療を目的として向精神薬が処方され，治療の経過中に乱用・依存が問題となったタイプであり，【症例1】が典型例である。もうひとつは，先に何らかの物質使用障害があり，その治療目的に向精神薬が処方されたり，自ら向精神薬乱用目的に求めたり，インターネットなどで入手したりして問題となるタイプであり，【症例2, 3】が典型例である。

　前者を一次性，後者を二次性向精神薬乱用・依存とする。前者は，神経症圏やパーソナリティ障害患者に多く，不眠恐怖，不安・抑うつ気分などが認められる。女性などアルコールを飲めない人はあっても向精神薬を飲めない人はない。アルコールの代替品として使われる。後者は覚せい剤やアルコールなどの物質依存症をもっており，向精神薬にも速やかに依存形成されて多剤依存傾向を示す。「手っ取り早く簡単に強力な効果を求める傾向」があるため，服用量は一次性のタイプに比べて多剤大量となりやすい。物質使用障害患者に薬物療法で対処するリスクが高いのは，このタイプである。

c. 向精神薬乱用・依存のハイリスク患者

　何らかの嗜癖，とくに物質依存症患者，境界性パーソナリティ患者などの情動不安定で衝動性の高い患者，自傷・自殺企図，暴力行為，犯罪行為などの傾向あるいは既往のある患者，ストレス耐性が低くすぐに効果を期待する患者，市販薬を含めて薬に対する依存傾向が元からある患者，処方通りの決まった飲み方のできない患者，医療機関以外から薬を入手する患者などがあげられる。

⑤ 向精神薬乱用・依存が拡大している理由

　処方薬，とくに向精神薬の乱用・依存が拡大している理由を表4に示す。

　まず，精神科・心療内科を標榜するクリニックが都市部を中心に急増していること，身体科でも向精神薬の処方機会が増えていることがあげられる。気軽に身近で精神科治療を受けられるようになった利点はあるが，現在のわが国の外来治療の大部分は薬物療法が占めている状況で，向精神薬の処方が増えることは当然であろう。また，インターネットにより薬物の情報が氾濫していること，受診しなくても容易に購入できることも，向精神薬との距離を縮めている。

　さらには，違法薬物と違い「使っても捕まらない薬物」であるため安心して使用できる。治療という正当な目的で使用しているという患者の意識も拡大を助長していると考えられる。がまんすることよりも，気持ちよさや苦痛除去を積極的に求めることを当然とする現代社会の風潮も影響していると推測される。

表4　向精神薬乱用・依存が拡大している理由

1. 精神科・心療内科を標榜するクリニックの急増や一般科で処方される機会の増加
2. インターネットなどによる薬物情報の氾濫
3. 「使用しても捕まらない薬物」であるために安心して乱用
4. 安易に気持ちよさや苦痛除去を求める現代社会の風潮
5. 治療という正当な目的で使用しているという患者の意識
6. 医療者の乱用・依存に対する問題意識が希薄
7. 医療者の依存症治療についての経験不足
8. 薬物療法に頼らざるを得ないわが国の診療報酬体系
9. 処方薬を求めて受診する患者に対応する時間の不足
10. 向精神薬乱用・依存に対する治療的対応の困難

医療者側の問題としては，乱用・依存に対する問題意識の希薄さ，「医原性」という認識の低さ，依存症治療についての知識不足及び経験不足，薬物療法に頼らざるを得ないわが国の診療報酬体系，ひとりの患者に対応する時間の不足，向精神薬乱用・依存に対する治療的対応の難しさなどがあげられる。向精神薬乱用・依存の治療ガイドラインを示したものさえ容易に見当たらない状況であり，この分野は著しく遅れていると言わざるを得ない。

6 処方薬依存症の治療的対応

　筆者が考える対策を表5に示す。精神科医が臨床場面でできることと，高所からの取組を要することに分ける。前者としては，①向精神薬乱用・依存に関する医療者の意識改革，②患者への向精神薬乱用・依存に関する適切な情報提供，③問題のある患者に対する家族などの服薬管理，④問題のある患者に対して安全な内容への処方変更，などがすぐにでも取り掛かる

表5　短期的対策として考えられること

1. 向精神薬乱用・依存に関する医療者の意識改革
2. 患者への向精神薬乱用・依存に関する情報提供
3. 問題のある患者に対する家族などの服薬管理
4. 問題のある患者に対して安全な内容への変更
……以上は精神科医としてできること
5. 標準化した治療的対応の普及啓発
6. 依存症自体に対する理解と治療の普及啓発
7. 向精神薬乱用・依存の治療ガイドラインの作成
8. 向精神薬処方に対する制限・枠作りの検討
……以上は高所からの取組を要すること

ことができる対応策である。

　後者としては，⑤標準化した治療的対応の普及啓発，⑥依存症自体に対する理解と治療の普及啓発，⑦向精神薬乱用・依存の治療ガイドラインの作成，⑧向精神薬処方に対する制限・枠作りの検討，などがあげられる。

　ここでは前者，つまり精神科医が臨床現場でできることについて記す。

a. 予防的対応

　処方薬依存の最大の対策は，安易に処方しないことである。処方薬依存を作らないことである。治療者は，処方薬だけで治療しようとせず，限られた時間で可能な薬物療法以外の方法を提案できるようにしておく。安易に処方したり，処方薬を増やしたりしないよう心がける。処方する際は，患者が自分で調節しないように分包化する。薬の最大用量は超えないという一線を守り，同種の薬を極力重ねて使わないようにすることも大切である。予定より早くに処方薬がなくなる患者に注意する。不眠への不安やこだわりから処方薬が増えていくことが多いことから，日中は起きていること，適度な運動を取り入れること，規則正しい生活リズムを作ることなどを指導する。服薬の用量や用法が守られているかどうかを，家族や訪問看護など周囲の目を活用したり，服薬カレンダーを利用したりする。

　予防的には，処方薬問題にきちんと対処している医療機関であることを示しておく。たとえば，「当院では処方薬の依存に配慮した治療を行っています」などのメッセージを掲示したり，処方薬依存についての説明文を用意しておいたりするのもよい。雑誌や新聞の記事のコピーでもよい。処方薬問題についての医療機関の考えを明確に表明しておくと，個別対応の負担は軽減する。このような態度は，他の患者からは好意的に受け取られ信頼も得られるはずである。

　臨床場面において多く見られるのが，睡眠薬依存症患者である。患者は，不眠を執拗に訴えるが，日中寝ていたり起床が遅かったりしていることも多

い。訴えのままに，睡眠薬を増量していくだけの対応は避けるべきである。不眠の原因の除去，睡眠衛生指導，精神療法を抜きにして，薬物療法のみで解決しようとする診療のあり方は問題である。治療者は不眠症治療の基本を習得し，正しい睡眠の知識を提供・指導する。睡眠習慣のモニタリング，起床時間の設定，午睡の制限，日中の運動の促進，就寝前のリラックス法などを提案し，患者の関心を薬物療法以外に向けていく。家族や同居者から，日常生活の情報を得ておくことも有用である。診療時間が確保できない場合でも，精神療法的な関わりを意識して続けることが大切である。

　処方する場合は，依存性や過量服薬の危険性を説明した上で，必要最少量から開始する。ベンゾジアゼピン系の依存を考慮すると，同剤を使用する際は，可能な限り使用期間を限定し，容易に多剤とならない配慮が望ましい。

b. 患者が処方薬を強く求めてきた場合の対応

　患者がベンゾジアゼピン系やバルビツレート酸系を強く執拗に求めてきた場合の初期対応として，まず患者の症状・訴えを傾聴する。そして，症状や問題点を評価し来院目的を確認する。「不眠の訴えがあればすぐに睡眠薬の処方」という対応は，診療時間の制限があっても避けたい。処方薬依存を作らないためには，初期対応が重要である。明らかに依存性薬物の入手目的のみに受診した場合は，「依存性の問題から，当院ではだせません」とはっきりていねいに断る。

　それでも，執拗に処方を求める患者や，声を荒げる患者もいる。その際は，あれこれ理由を並べたり，動揺したりせずに，毅然と対応することである。こちらの迷いや躊躇が伝わると，患者の要求はより執拗になる。感情的に対決姿勢になることは避け，一貫して「患者のための治療的判断」であることを説明することが大切である。乱用・依存問題の認識が乏しい患者に正しい知識を提供し，可能な範囲で誤った認識に気づけるように働

きかけることが望ましい。

c. 処方薬依存の治療の留意点

• 良好な治療関係の構築

　治療に際して，最も重要なことは，良好な治療関係の構築である。治療関係に基づいて，処方薬に頼る状況や乱用の危険性の自覚を促し，改善に取り組む動機づけをしていく。単に処方内容の変更を繰り返して解決する問題ではないことを知っておく。患者の治療目標と治療者のそれが一致していなければうまくいくはずがない。それどころか，両者が互いに不満を募らせ治療は失敗に終わる。処方薬乱用・依存症患者に対しては，危険が切迫している状況では入院治療への導入が必要になってくるが，そうでなければ処方内容を動かす前に，患者との治療関係を築いていくことが優先される。薬物乱用・依存は薬物療法だけでは決して解決しない。

• 過量服薬後の対応

　過量服薬が表面化した場合は，過量服薬や依存症の危険性について説明し，処方内容の見直しを行う。繰り返される可能性が高ければ，減量したり依存性の低い薬や大量服薬時に危険性の低い内容へ変更したりする。また，通院期間の短縮を行い，長期間の処方は避ける。治療者側が処方薬の問題には主導権をもち，曖昧に放置しないことが大切である。残薬がまとまってある場合は回収を提案する。乱用が繰り返されていることが明らかな場合は，家族や同伴者に薬の飲み方を確認してもらったり，薬の管理をしてもらったりする。他の医療機関から向精神薬の処方を受けていないか，掛け持ちして薬を集めていないかを確認する。掛け持ち受診をしている場合は，患者を責めることなく，本人の了解を得られれば，他の医療機関に情報提供をして協力を依頼する。

　処方薬を選ぶ患者や溜め込む患者に対しては，分包や散剤で出す方法も

ある。また,「無くした」,「誤って家族に捨てられた」と,処方薬を求める患者も多い。繰り返されれば自己負担になることを説明し,簡単には処方できないことを前もって伝えておく。基本的には,患者にいつでも簡単に薬が出るという認識をもたせないことである。処方薬を「出す・出さない」,「増やす・増やさない」だけの外来にならないよう,良好な治療関係を築き薬物療法以外の解決策を提案する。このような方針を,患者に関わる全てのスタッフが共有しておくことが大切である。

　不眠に対する不安やこだわりから大量服薬を止められない場合は,日中長時間睡眠をとっていたり,午前中寝ていたり,夜間にも実際は眠っていたりすることがある。このような不眠患者には,日中に水泳などの運動を促す。寝ようとすればするほど焦ってイライラが高じ,興奮して眠れなくなっていることが多い。このような患者に対しては,「眠ろうとせずに目を閉じてリラックスして身体を休めるだけでよい」と提案している。起きている努力はできても,眠ろうとする努力は難しいものである。

・減薬の動機づけができた場合の対応

　治療場面で処方薬を整理・減量することの動機づけができれば,常に減量・中止できる薬はないか検討する。減量できた場合や乱用しなかった場合は,その都度十分に評価する。できない場合はフィードバックする。治療者は,処方薬の乱用・依存を改善していくことは大変な作業であることを理解したうえで,患者に対応する必要がある。精神療法的な関わりを意識し,患者が積極的に話しやすい雰囲気を用意しておく。

　患者が処方薬への過大な依存傾向の改善に意欲を見せると,見違えるように処方薬を減量・中止できることを経験している。励ましと評価は必要であるが,処方薬の適切な服用については治療者が責任を持たなければならない。急な減量を行い,リバウンドを起こすことのないよう配慮する。瘡蓋を急に剥がすと出血するように,待つことも大切である。治療が進ん

でいる目安は，安易に処方薬を乱用する前に，相談できるようになること
である。乱用は気分を紛らわすだけで，問題の解決にはなっていない。処
方薬依存症患者が処方薬から治療者に頼れるようになることが第一歩であ
る。処方薬を使わずに問題を解決できるようになると，徐々に自信を持て
るようになるものである。「孤独な自己治療」から「人に相談」できるよう
になることが当面の目標となる。薬を減らすことより，信頼関係を築いて
いくことが優先される。人に癒やされなければ薬は手放せない。

・処方薬依存症の薬物療法について

　薬物療法については，ベンゾジアゼピン系・バルビツール酸系の依存に
対して，依存性・中毒性の低い薬物に置換する方法がある。保険適応外で
あるが，不安や不眠に対しては，ベンゾジアゼピン系に換えて鎮静効果が
期待できる抗うつ薬を使ったり，短期作用型から中・長期作用型へ置換し
たりする方法はしばしば試みられる。焦燥感を伴う不安や不眠が強い時は，
非定型抗精神病薬に置き換える。過量服用に注意しつつ定型抗精神病薬を
使うこともある。持効性の抗精神病薬の注射により，経口薬の代用とする
方法もある（保険外適応）。ただし，治療関係ができていない段階で処方内
容を変更しても抵抗されるのは当然である。まずは信頼関係を築くことが，
処方薬の場合も重要であることは言うまでもない。処方薬の供給源でもあ
ることを意識した対応が求められる。

・対応の留意点

　何よりも重要なことは，繰り返しになるが，治療者が患者と良好な治療
関係・信頼関係を築くことである。先に述べた対応も良好な治療関係なし
には実行できない。信頼関係が構築できていない患者を変えようとしても
抵抗される。逆に信頼関係を築ければ，こちらから提案しなくても患者は
自らよい方向に変わろうとすることも多い。良好な治療関係の上に，患者

に対して処方薬問題の自覚を促し，問題改善への動機づけに努める。動機づけ面接法と随伴性マネジメントを併用することで，患者の治療意欲を高めることができる。

　こうして処方箋通りの服用や減量・中止を患者・治療者の共通の目標とし，実際に具体的行動を実行できた時には十分評価する。過量服薬をしたくなった際の対処法を具体的に決めておく。失敗しても決して責めることなく，患者と一緒に対策を考える。依存症者が処方薬を手放すことの不安や苦痛を理解した対応を心がけ，ひとりの尊厳ある人間として誠実に関わっていくと，患者に変化が現れるものである。

　大切なことは，処方薬の過量服用を善悪として捉えず，依存症の症状として理解することである。患者に対して懸念は伝えても決して責めることなく，ともに対処すべき問題として話し合っていくことである。

3. 危険ドラッグ

　危険ドラッグとは，大麻や覚せい剤などの中枢神経に作用する違法薬物に類似した性質を持ち，法で規制されないように化学構造式の一部を変えた物質の総称である。この定義で考えると，危険ドラッグは無数に作り出すことができる。

　気分を高揚させたり落ち着かせたり多幸感を得たりする目的で乱用されるが，これまで人が摂取したこともなければ，動物実験さえ行われていないものを体内に入れているため，極めて危険であることは容易に想像できる。自ら人体実験をしている，と言われる所以である。さらに，規制されるたびに強力なものが新たに登場しており，わずか数年で非常に危険で粗悪な物質に変貌した。現在，わが国で最も危険な薬物といっても過言ではない。また，多くの危険ドラッグは単剤ではなく複数の物質が混ぜ込まれ

ている。興奮系と抑制系が同一商品に入っていることも多い。医療機関の検査で物質を同定することは不可能であり，症状を診て対症的に治療対応するしかなく治療的な困難も多い。

　このようなドラッグが，2011年より精神科臨床場面に頻繁に登場するようになった。2014年の全国の有床精神科医療施設を対象とした松本らの調査によると，薬物関連の患者数は覚せい剤に次いで危険ドラッグは第1位であり，1年以内に使用があった薬物では覚せい剤患者を抑えて第1位となっている。さらに，筆者が勤務する埼玉県立精神医療センターでは，2013年度の新規薬物外来患者数，救急病棟入院患者数，依存症病棟入院患者数の全てにおいて，覚せい剤患者を上回り第1位となっており，この勢いは2014年に入っても続いていた。これらは，危険ドラッグ乱用者の爆発的な広がりと健康被害の大きさを示していると言えよう。

　ただし，現在は危険ドラッグバブルともいえる状況に変化がみられる。国を挙げての徹底した取締り強化や自治体の条例などにより，新規危険ドラッグ患者の受診は見事に抑え込まれている。危険ドラッグ問題は何を示しているのであろうか。わが国のこれからの薬物問題はどのようになるのであろうか。

　この稿では，危険ドラッグの精神科臨床からみた現状と課題について述べたい。

1 危険ドラッグ使用障害患者の特徴

　まず，身体科医療機関に救急搬送された患者の特徴について，上條らの多施設共同調査報告によると，搬送件数は2010年1件，2011年48件，2012年469件と急増しており，82％は男性で平均年齢は28.4±8.4歳であった。ドラッグの形態は86.0％が乾燥植物片，5.8％が粉末，5.3％が液体であった。危険ドラッグの急性中毒では初診時のバイタルサインは多くの患者に

頻呼吸，頻脈，高血圧，散瞳，高体温といった交感神経興奮症状および意識障害が見られたとしている。2.5％の患者に40回／分以上の重度頻呼吸が，7.2％に140回／分以上の重度頻脈が，2.6％に収縮期血圧180㎜Hg以上の重度高血圧が，2.6％に体温38.5℃以上の重度高体温が，6.5％にGCS（Glasgow Coma Scale）8以下の重度意識障害を認めたという。初診時に頻度の高かった精神神経症状は不穏・興奮（23.6％），不安・恐怖（10.4％），錯乱（9.3％），異常行動（6.4％），痙攣（5.8％），パニック発作（2.7％），幻覚・妄想（2.7％），振戦（1.0％）であり，身体症状としては嘔吐（24.9％），悪心（15.6％），動悸（14.5％），胸痛・胸部苦悶感（1.7％），失神（1.5％）などであった。合併症として10.0％に横紋筋融解症，4.8％に肝機能障害，4.8％に腎機能障害，1.7％に交通事故・自傷・自殺企図による外傷が認められている。搬送時の有害行為は10.8％に認められ，内訳は暴力行為6.2％，交通事故1.4％，自傷・自殺企図0.8％であった。予後としては，35.1％が入院を要し，4.1％は7日以上の入院加療を要した（平均在院日数3.2±5.6日）。

　次に，精神科医療機関の視点から，危険ドラッグ使用障害についてその特徴を検討する。2011年6月より2014年11月までに，当センター薬物依存症専門外来において筆者が直接診察した危険ドラッグを主剤とする127例について，その特徴を表6に示す。

　現在の危険ドラッグは，中枢神経抑制作用をもつ抑制系は合成カンナビノイド，中枢神経興奮作用をもつ興奮系はカチノン系化合物が主であり，依存性も強く見られる。乱用者の特徴として，大半が若い男性で，あらゆる学歴層に広がっている。興奮系では激しい興奮状態で暴力行為に及びやすく，急性錯乱状態や幻覚妄想状態で精神科救急を受診する例が多い。薬物使用状況がわからないと統合失調症や双極性障害と診断されることもある。抑制系では急激な意識障害で交通事故を起こしたり，重篤な意識障害で身体科救急に搬送されたりする。吐瀉物による窒息，心循環器系の障害，多臓器不全などにより死に至ることもある。退薬期・渇望期にも焦燥感が

表6 危険ドラッグ主剤127例のプロフィール

1) 性別：	男性	111名 (87.4%)
	女性	16名 (12.6%)
2) 平均年齢：	30.2歳	
3) 初回使用：	27.5歳	
4) 職業：	有職	54名 (42.5%)
	無職	73名 (57.5%)
5) 婚姻：	未婚	84名 (66.1%)
	既婚	25名 (19.7%)
	離婚	18名 (14.2%)
6) 学歴：	中学卒	22名 (17.3%)
	高校中退	38名 (29.9%)
	高校生	1名 (0.8%)
	高卒	40名 (31.5%)
	大学中退	10名 (7.9%)
	大卒以上	16名 (12.6%)
7) 精神科受診歴：	なし	44名 (34.6%)
	通院のみ	36名 (28.3%)
	入院	47名 (37.0%)
	措置入院	15名 (11.8%)
	当センター受診後に入院	40名 (31.5%)
	(うち24名が非自発的入院, 16名が任意入院)	
8) 診断：	依存症	102名 (80.3%)
	乱用	25名 (19.7%)
9) 主症状：	幻覚妄想	73名 (57.5%)
	精神運動興奮	66名 (52.0%)
	(対人暴力48名：37.8%)	
	意識障害	39名 (30.7%)
	身体症状	32名 (25.2%)
	(動悸, 頻脈, 血圧上昇, 過呼吸・呼吸苦, めまい, 嘔気・嘔吐, 筋硬直, 無動, けいれんなど)	
10) 併用薬物：	大麻	73名 (57.5%)
	覚せい剤	40名 (31.5%)
	MDMA	31名 (24.4%)
	有機溶剤	19名 (15.0%)
	処方薬	17名 (13.4%)
	コカイン	11名 (8.7%) など
	＊併用あり　98名 (77.2%), 併用なし　29名 (22.8%)	
11) 薬物形態：	乾燥植物片 (ハーブ)	98名 (77.2%)
	粉末 (パウダー)	47名 (37.0%)
	液体 (リキッド)	17名 (13.4%)

表7　危険ドラッグ使用による臨床症状と対応

A. 急性中毒
　1) 興奮系：「急性錯乱・幻覚妄想」「精神運動興奮・不穏・攻撃性」
　　　すべての形態・カチノン系が主……精神科救急の対象
　2) 抑制系：「意識障害」「多彩な身体症状」
　　　乾燥植物片が多い・合成カンナビノイドが主……身体科救急の対象
　　　＊ただし，両者が混在していることが多く，明確には区別できない。
B. 依存症
　　興奮系・抑制系に共通して：「強い依存性」……依存症医療の対象
C. 慢性中毒
　　慢性精神病，記憶障害，発がん性，免疫機能低下などが予測されるが不明

高まり不穏となる。

　他に催幻覚作用を主とした幻覚系のものもあるが，現在の中心は抑制系，興奮系であり，これが対応の目安となる。以上の要点を表7に示す。また，臨床上の問題点を表8に示す。

　危険ドラッグ問題をまとめると，まず，激しい急性中毒症状が挙げられる。これは強い精神毒性・身体毒性によるものである。臨床的な印象では，抑制系では大麻の数十倍，興奮系では覚せい剤の数倍は強力で危険である。そして，依存性も強い。にもかかわらず物質の特定が困難であり，そのため取締りが困難である。取締りが困難なため治療や断薬の動機づけも難しい。さらに入手が容易であることから爆発的な乱用者の拡大を来した。将来的な問題として，慢性中毒・後遺症が挙げられる。これらの特性をみると治療対応の困難さが容易に想像される。

表8　危険ドラッグ使用障害患者の臨床上の問題点

- 危険ドラッグ自体が未知の複数の物質が混ぜこまれており，どのような作用を引き起こすかわからない。
- 通常の尿検査では検出できない。
- 精神症状がドラッグによるものか，他の理由によるものかもわからない。
- 既存の違法薬物より「危険性・毒性」が強い。
- 興奮系では特に暴力的になりやすい。
- 興奮系では横紋筋融解症，急性腎不全に注意を要する。
- 抑制系では，意識障害下における嘔吐による窒息・誤嚥性肺炎，転倒転落，交通事故などに注意を要する。
- 心血管系・脳血管系のアクシデントにも注意を要する。
- 「依存性」がかなり強い。
- 離脱期・渇望期の焦燥感が強い。
- 「使っても捕まらない」ため動機づけが難しい。
- 誰でも簡単に入手できる。

② 症例提示

　上記の特徴を踏まえて，典型的な症例について報告する。個人情報の保護のため改変してある。

症例1 17歳男性　工員

　　性格：明るい，単純，人に好かれる，まじめ。

　　家族歴：三人兄弟の第2子長男，家族に遺伝負因なし。

　　現病歴：精神科的な問題はなかった。X-1年10月より友達に勧められて，危険ハーブを吸煙。次第に頻度が増え，給料をつぎ込むようになった。「ダメだとはわかっていても，吸っているとどうでもよくなって，どんどん増えていった」。X年3月になって，「泣いて怒って暴れて，意味不明なことを叫んで」錯乱状態となり，4

月に精神科病院へ入院となった。入院後もまったく眠れず、全裸となり、独語が活発で、多弁多動であったが、抗精神病薬などの投与で、1週間ほどで落ち着いた。外泊などを経て5月末に自宅へ退院となった。

退院後の経過：退院後、前医の紹介で、X年6月中旬に当センター依存症外来を受診。定期的に通院しており、仕事にも復帰している。「もう、怖いので絶対やりません」と述べ、断薬が続いており、精神症状も認めない。X+1年2月に治療終了とした。

症例2 **35歳男性　無職**

性格：根はまじめ、短気、友人は多い。

家族歴：二人兄弟の長男。父がアルコール依存症。

現病歴：15歳よりシンナー乱用。19歳より覚せい剤乱用。土木関係の仕事に就き、一時的に覚せい剤は止まっていたが、X-4年2月（31歳）再使用して止まらなくなり当センターを受診。5月には使用後、「部屋に盗聴器が仕掛けられている」、「命を狙われている」と訴え、医療保護入院となった。その後、覚せい剤を再使用したり、うつ状態になったりして3回の入院歴がある。X-1年9月より外来薬物依存再発防止プログラムに毎週参加して、断薬が続いていた。しかし、X年6月に知人から危険ドラッグを勧められて使用するようになった。

危険ドラッグ使用後の経過：X年8月より危険ドラッグ（粉末）を連日使用するようになった。「覚せい剤より強力で、めしは食えないし、記憶は飛ぶし、心臓はバクバクして、全く眠れなくなった」、「気がつくと鼻血がでているし、家の中がめちゃくちゃになっているし、怖いです」などと訴えたが断薬はできなかった。10月、連日使用して幻覚妄想状態となり、自宅で叫びながら包

丁を振り回しているところを近隣から警察に通報され保護された。尿検査で覚せい剤は検出されず，当センターへ措置入院となった。入院当初は激しい興奮状態でまったく安静が保てず，横紋筋融解症を併発していた。鎮静を続けて大量の補液を行い危機は脱した。鎮静薬により朦朧とした状態で，「脱法（ドラッグ）怖えーよう。脱法怖えーよう」と繰り返していた。12月に退院し通院していたが，まもなく再使用。X＋1年8月，自宅で死亡しているところを発見された。

【症例1】はこれまで薬物乱用歴，犯罪歴ともになく，誘われるまま危険ドラッグを使用して頻度が増え，急性錯乱状態で入院となり，退院後に紹介されてきた例である。【症例2】は覚せい剤依存症の治療が順調に続いていたが，勧められるまま危険ドラッグを使用して激しい症状で入院となった後も，断薬できず不幸な転帰をとった例である。いずれも，危険ドラッグにより激しい精神病状態を引き起こしており，【症例2】では身体毒性や依存性も強力であることを示している。さらには，これだけ怖い思いをしても止められない依存症の怖さを示していると言えよう。

③ 危険ドラッグ使用障害患者への治療的対応

危険ドラッグの特徴を踏まえて，危険ドラッグを使用していることが疑われる患者の対応の手順について示す。

①意識障害，幻覚妄想，精神運動興奮の程度を評価する。
②身体面の評価，特に心血管系・脳血管系のアクシデントの評価，とくに興奮系では横紋筋融解症，急性腎不全の併発の有無を確認する。
③尿検査により他の物質使用の有無を確認する。

④「興奮系」が優位か「抑制系」が優位か，を確認する。

⑤「興奮系」が主であれば，「勘ぐり・音に敏感」「幻覚妄想」「激しい興奮・暴力的行為」の有無を確認し，非定型抗精神病薬を主とした薬物療法により症状の改善を図る。精神症状により入院適応を判断する。

⑥「抑制系」が主であれば，意識障害の程度，事故の危険性を考慮して入院適応を判断する。

⑦入院治療に際しては，退薬期・渇望期の強い焦燥感に注意する。

⑧急性中毒症状消退後は，依存症治療に導入する。

　依存症治療の際は，治療関係づくり，動機づけ，必要な情報提供を重視し，専門医でなくても外来継続を目標とする（そもそも薬物依存症専門医はごく少数しかいない）。原則として，「興奮系」は覚せい剤関連障害の治療に準じ，「抑制系」は「アルコール関連障害」「鎮静薬・睡眠薬・抗不安薬関連障害」の治療に準じる。治療時には，焦燥感・攻撃性・暴力性が容易に高まる点に注意を要する。

　興奮には高用量の抗精神病薬を必要とすることが多いが，使用時や渇望期を除けばおとなしい例が多いことも特徴である。危険ドラッグの依存性は強いが，まだ出回って年数はたっていない。そのため，危険ドラッグの依存が長期に渡る例は稀である。他の薬物の長期乱用者でなければ，断薬は必ずしも困難ではない。

　取締りが優勢になっている今が断薬のチャンスでもある。

④ 危険ドラッグ患者に対する取締りと患者の動向

　法規制を潜り抜ける新たな合成薬物が世界的な問題となったのは，1990年代からである。フェネチルアミン系とトリプタミン系が主で，メチロン，2C-I，AMT，5-MeO-DIPTなどが「合法」と称して出回るようになった。1990年代後半にはわが国にも入ってきたが，各国の対策により鎮静に向かった。そして，今回の危険ドラッグブームを迎える。2008年にヨーロッパから広がった「スパイス」が発端となり先進国を中心に世界に広がった。ここでの中心は先に触れた合成カンナビノイドとカチノン系化合物である。

　わが国では2006年に指定薬物制度が創設された。指定薬物とは，「中枢神経系の興奮もしくは抑制または幻覚の作用を要する蓋然性が高く，かつ人の身体に使用された場合に保健衛生上の危害が発生するおそれがある物として，厚生労働大臣が薬事・食品衛生審議会の意見を聴いて指定するもの」であり，麻薬指定の場合と異なり，有害性が確認されない段階でも指定することが可能である。

　したがって，新たな薬物に迅速に対処できることから，危険ドラッグ対策の要となる。危険ドラッグ問題の拡大に対応して，指定薬物の運用は繰り返し見直され，法改正も行われてきた。具体的には，2013年2月に合成カンナビノイドに対する包括規制を行い，同年5月には麻薬取締官等に立入検査の権限を付与，同年12月には指定薬物の単純所持・使用等を罰則付きで禁止する法改正，カチノン系化合物に対して包括規制，2014年7月に緊急指定，同年11月に医薬品医療機器法（旧薬事法）の法改正と続いた。

　2014年6月の池袋での危険ドラッグによる暴走事故が起きてから，国を挙げての取締り強化策が立て続けに打ち出された。上記対策の中でも最も強力な危険ドラッグ対策として，同年12月の医薬品医療機器法の改正法施行が挙げられよう。これにより，①検査命令・販売等停止命令の対象物の

拡張により，「指定薬物と同等以上に精神毒性を有する蓋然性が高い物」をも対象とした。また，②立入検査の対象物・対象者の拡張，③販売等停止命令の対象行為に広告を追加，④販売等の広域的禁止により，販売等停止命令の対象物品の製造，販売，授与，販売，陳列，広告が禁止された。

これにより，物質が特定されなくても販売などを禁止することができ，物質が同定されてから指定薬物に指定することにより事実上販売はできなくなった。実際，危険ドラッグを販売する店舗は激減し消滅に向かい，インターネット販売も全国一律で禁じられた。これに加えて，全国の都道府県で危険ドラッグに対する条例制定が進んだ。

このような状況で，現在，当センターの新規外来患者数，新規入院患者数ともに減少している。それでも通院を続けている危険ドラッグ依存症患者は，「違法薬物に移行する者」「危険ドラッグを探し回る者」「止めてしまった者」に分かれる。規制強化によって危険ドラッグを入手することは困難になった。ただし，販売者は摘発を逃れるために，デリバリーなどの違法薬物と同様の販売方式を採るようになっている。販売ルートが地下に潜ることにより，今後の取締りに困難が生じると思われるが，興味本位に薬物使用に向かうという状況にブレーキがかかったことは確かである。

⑤ 欧米先進国と比較したわが国の薬物乱用対策事情

欧米では薬物使用により逮捕されることはない。つまり使用罪はない。所持は罪に問われるが，わが国に比較して刑罰は軽い。ポルトガルのように自己使用とみなされる少量の所持は罪にならない国さえある。最近，米国の複数の州でも大麻が合法化された。それと同時に，地域の中に数多くの治療施設，回復支援施設がある。取締り対策に限界を認め方向転換を余儀なくされた経緯や，個人の権利を尊重する観点から，欧米先進国は「刑罰より治療・回復支援」あるいは，「刑罰より生活支援」が基本となってお

り，その対策の有効性が評価されている。

　わが国は，歴史的に「取締り一辺倒」で対応してきた。薬物乱用に対して「厳罰主義」をとっている先進国では稀有な国である。わが国の違法薬物の生涯使用経験率は欧米に比べて一桁低い。乱用者が少ないから回復支援は必要ない，というものではない。単なる乱用者と依存症者とは異なる対応が必要である。依存症者に厳罰で対処しても効果は薄い。

　依存症者と臨床場面で個別に関わると，彼らには「人に癒されず生きにくさを抱えた人の孤独な自己治療」という視点が最も適切であることに気づかされる。そこでは，虐待体験や性被害の過去，希死念慮，自傷や自殺企図の経験などが当たり前に語られる。彼らの多くに，「自己評価が低く自分に自信を持てない」「人を信じられない」「人に本音を言えない」「見捨てられる不安が強い」「孤独で寂しい」「自分を大切にできない」という特徴がある。そして，人に心を安心して開けず人に癒やされることができない。人に癒やされることができない彼らは，仮初めの癒しを求めて薬物に酔う。そしてのめり込みコントロールのできない状態となる。つまり依存症となる。病気である依存症に対しては治療や回復支援こそが重要である。この視点が欠如している。

　わが国の対策が「厳罰主義」だとすると，米国は司法による治療導入を主とする「ドラッグコート」，欧州諸国は薬物による害の低減を目的とする「ハームリダクション」に象徴される。厳罰主義のわが国において，取締まることのできない危険ドラッグの出現は大きな脅威であった。取締りができないことから，爆発的に拡大した薬物乱用者の問題が，わが国の弱点を示したと言えよう。わが国において，取締りは，薬物への入り口を防ぐ有効な対策であることは事実であろう。ただし，依存症になった患者への対策は無きに等しい状況は何も変わっていない。

　幻覚妄想や激しい興奮状態，深刻な意識障害をきたす危険な「ハードドラッグ」であるのに取締まれず，誰でも容易に購入できる。これが危険ド

ラッグの最大の特徴である。ただし，薬物に対する取締まりで世界最先端の
わが国の総力を挙げた規制により，最近危険ドラッグ問題が終息に向かった。

　ただし，捕まらなくて簡単に手に入る薬物が登場すれば，わが国であっ
ても爆発的に薬物乱用者が拡大し，対処が容易ではないことが確認された。
今後は，取締りとともに，わが国の大きな弱点である薬物依存症の治療・
回復支援の著しい立ち遅れを改善しない限りは，薬物問題対策は片肺飛行
のままであることに留意する必要があろう。

4. 有機溶剤（シンナー，トルエン等）

　有機溶剤とは，一般に常温で液体であり，油脂や合成樹脂など脂溶性物
質を溶かす有機化合物の総称である。トルエン，シンナーなどは「毒物及
び劇物取締法」によって規制されている。製剤としては，シンナー，塗料，
接着剤などがある。

　有機溶剤は，わが国において1995年ころまで覚せい剤と並んで二大問題
薬物であったが，精神科受診者数は減少を続け，2014年の調査では覚せい
剤，危険ドラッグ，鎮静薬に次いで第4位なっている。ただし，15歳以上
の違法薬物の生涯経験率では依然として第1位を占めている。

1 病態

1) 有機溶剤誘発性障害

a. 急性中毒

　吸入すると脂溶性のため容易に脳に達する。急性中毒症状として，麻酔
作用と催幻覚作用が主であり，昏睡，もうろう状態の他に，脱抑制，気分
高揚，多幸感，万能感，易刺激性，衝動性，精神運動興奮などが見られる。

①意識障害

　麻酔作用により，もうろう状態や昏睡などの意識障害を起こす。記憶の欠損を残すことも多い。アルコール酩酊に類似しており，飲酒の代替行為として乱用されることもある。大量・連続の吸引により，るいそう（やせの程度が著しい状態）や脱水を引き起こしやすく，呼吸抑制などで死に至ることもある。

②知覚障害

　催幻覚作用による幻覚や錯覚が特徴で，視覚異常や聴覚異常を引き起こす。前者は周囲が鮮やかに見えたり，大きく見えたり（巨視）小さく見えたり（小視），変形して見えたりする。身体浮遊感を伴うこともある。後者は聴覚過敏や要素性の幻聴が多い。自分の思い通りに幻覚を体験できる夢想症も見られる。

b. 慢性中毒

　精神科的には，前頭葉機能障害や中枢神経系の広範な脱髄が見られ，意欲・発動性の低下，認知機能障害や幻覚妄想を来すようになる。主な病態として，慢性精神病，動因喪失症候群，フラッシュバックなどがある。身体面については慢性気管支炎，脳萎縮，多発性神経炎，視神経萎縮，肝障害，腎障害，再生不良性貧血などに注意を要する。知覚麻痺や筋力低下から歩行障害を来す。

①有機溶剤精神病

　幻覚（とくに幻視）や錯覚を求めて乱用していた場合でも，長期乱用により非難する内容の幻聴や被害関係妄想が継続して現れるようになる。そのため不穏となり衝動行為に及んだりひきこもったりするようになる。覚せい剤精神病が妄想型統合失調症に類似しているとすると，有機溶剤精神

病は破瓜型統合失調症に類似することが多く鑑別が難しいこともある。

　有機溶剤精神病についても覚せい剤精神病と同様に，慢性に経過する中毒性精神病と捉えるわが国と，乱用中止後の精神病症状の遷延は統合失調症と診断する欧米の考えとに相違がある。ICD-10，DSMの診断基準は後者となる。

②動因喪失症候群

　長期間の乱用後，断薬しても無関心，無気力，集中力の低下，情動障害などが慢性的に遷延することがある。生産的な行動はできず，ひきこもりがちな状態となる。本来は大麻の長期乱用者に指摘されたものであるが，有機溶剤についても同様の病態が見られる。重度の例では，統合失調症の陰性症状との鑑別を要する。

③フラッシュバック（自然再燃）

　有機溶剤を使用しなくても一過性に，使用時と同様の症状が出現することがある。乱用時に見られた幻視体験の再現として経験されることもある。

2）有機溶剤依存症

　乱用は友人・知人に誘われて集団で開始することが多いが，次第に依存性が高まると単独での使用となる。自室などに籠って連続的に吸引するようになる。身体依存の存在については意見が分かれる。

② 治療

1）急性中毒の治療

　身体面については，抑制系の物質使用障害の対応を基本とする。意識レベルやバイタルサインに注意して身体管理を行う。食事摂取や飲水が不十

分であれば，脱水や解毒目的に十分な補液を行う。意識障害が深刻で呼吸抑制があれば気道確保・酸素吸入などを要する。ショック状態にあれば，適切に対処しモニタリングを続ける。

精神面については，幻覚妄想状態で不穏な状態であれば，速やかに事故の起こらないよう安全を確保し，統合失調症の治療に準じて非定型抗精神病薬を主とした薬物療法を行う。ただし，投与の際は意識障害の状態に注意を要する。もうろう状態で疎通が取りにくい場合などは，患者を刺激せず安心できる状況を確保する。衝動性が高い場合，身の安全が守れない場合など，対応が困難であれば入院が必要となる。

2) 慢性中毒の治療

身体面については，前述の身体問題について必要な検査を行い症状に応じた治療を行う。長期大量の乱用例では，視覚障害，歩行障害が重篤なこともある。

精神面については，幻覚妄想などの精神病症状に対して，非定型抗精神病薬を主とした薬物療法を行う。

3) 依存症の治療

基本的には覚せい剤依存症の治療に準じる。覚せい剤は中枢神経興奮作用，有機溶剤は抑制作用をもつ薬物であるが，離脱期の対応を除けば，依存症自体の治療は変わるものではない。

有機溶剤は生活環境に出回っているものであり，容易に入手は可能である。毒物及び劇物取締法で規制されているが，覚せい剤に比べて罪の意識が軽く，使っても簡単には捕まらないという思いもあり，動機づけが難しい。連続使用が続き，家族が繰り返し通報して逮捕され，服役に至る例もある。10歳台前半からの長期使用例では断薬自体が困難であることが多い。有機溶剤は催幻覚妄想作用があるが，覚せい剤とは異なり中枢神経抑制作

用を持つことからひきこもりがちに経過し，激しい興奮で事例化する例は比較的少ない。

意欲や活動性の低下が顕著な例では，孤独感が強く自信喪失しており治療的介入が難しい。それでも治療的接近を試み続けることが大切である。全く止める意思がないように見える患者であっても，少なからず問題意識を持っている。ただし，連続的に吸引している場合は現実的な思考ができず解毒を要する。対応としては，頭ごなしに批判・叱責しても，敬遠して遠ざかるか追い詰められて薬物使用に向かうだけである。依存症は病気であり懲罰では回復しない。むしろ悪化する。治療関係の構築こそが重要であり優先される。信頼関係がないままにいくら正しい指示をしても，受け入れられずむしろ反発を招く。治療意欲を高めるためには，治療者が自分を傷つける敵ではなく，回復の拠り所となる理解者であると認識してもらうことが必要である。

状況が深刻で危険を伴う場合，連続使用が続き外来受診ができない場合，来院しても診察にならない場合などは入院治療へ導入する。ただし，これらの状況になければ性急に使用を止めさせることに囚われず，家族への介入，保健所などとの連携を通して治療の導入を優先する。

治療に導入できれば，心理教育，動機づけ面接法，随伴性マネジメント，認知行動療法，自助グループへの参加などを患者の状況に合わせて試みる。動機づけが浅い段階では心理教育，動機づけ面接法，随伴性マネジメント，動機づけが進んで自ら行動できるようになれば認知行動療法，自助グループへ導入，回復後は外来継続，自助グループへの参加が中心となる。このように患者の動機づけのレベルに応じた治療介入を行う。一律に画一的なプログラムへの参加を義務付ける方法から，個別の特性とニーズに合った治療計画を立て，柔軟に対応する方法に移行してきている。合併する精神疾患がある場合は，統合的に治療できることが望ましい。入院中であれば，自助グループ（NA）や回復施設（ダルク）に繋がるように，メンバーや

スタッフに来院してもらう「メッセージ」の利用も有効である。スタッフ同伴で出向くことができればより有効である。

　それでも患者に治療意欲が乏しく，治療の場に登場しなかったり容易に治療中断したりする場合は，家族に対しての働きかけが重要である。家族の疲弊が深刻な場合はまず家族のサポートを行う。家族に介入を受け入れる余裕があれば，家族に対して動機づけを行い，家族の自助グループや家族会に繋がるように援助する。さらに，家族支援と患者を治療につなぐことを目的としたCRAFT（Community Reinforcement And Family Training）がわが国にも導入され始めている。家族に働きかけて患者とのコミュニケーション方法を改善し，関係性を変えるトレーニングであり，これまでの介入法に比して有効性が認められている。

補足：ブタンガスなどの乱用・依存について

　トルエン，シンナーなどの新たな乱用者は激減している。ただし，「ガスパン遊び」と呼ばれるガスの乱用者が未成年を中心にみられる。乱用されるガスは，ライター充填用やカセットコンロ用のブタンガス，各種スプレーに使われるプロパンガスなどである。使っても捕まらない安価な薬物で，ホームセンターやコンビニで簡単に入手できることから，乱用に対する問題意識も低い。治療の動機づけが困難であり，酸欠による窒息，ガス爆発の危険もあることから，軽視できない薬物問題である。最近は大人の依存症患者の受診も珍しくない。

　ブタンガスは，中枢神経抑制作用（麻酔作用）がプロパンガスよりも強く，高濃度では意識障害，精神運動興奮を起こす。低濃度では流涎，縮瞳，嘔吐，めまい，眠気などが見られる。低温のガスを吸引するため呼吸器系の浮腫や咽頭痙攣を引き起こして低酸素血症，徐脈，心肺停止に至ることもある。他にも肝障害，換気の悪い場所で吸引してガス爆発を起こし，重度の熱傷となる危険もある。有機溶剤を含まないガスでも酸欠状態を引き

起こし健康問題の原因となる。ブタンガスは依存性も強いと思われ，数日間連続して数十本を使い続ける例も見られる。また，難治性の慢性精神病に陥る例も見られる。今後も手軽さから乱用が続くと考えられ注意を要する。

5. 大麻

　大麻は，世界的に最も乱用されている薬物であり，より危険な薬物へのgateway drugとしても重視される。大麻の生涯経験率は，欧米先進国では20〜40％台であり，わが国の1.1％に比較すると桁違いに高い。大麻が原因で精神科医療機関を受診する事例は少数であるが，薬物関連患者の多くに大麻乱用歴がある。2002年以降，わが国でも大麻乱用経験者は急増しており，今後さらに重要な問題薬物となることが予想される。

　大麻の精神作用は，含有されるTHC（tetrahydrocannabinol）による。元来，乾燥大麻のTHC含有率は0.5〜4％程度とされたが，20％を超えるものも開発されている。

　大麻の身体作用としては，心拍数・血圧の軽度上昇，眼球結膜の充血，口渇，めまい，悪心・嘔吐，平衡感覚の障害，筋力低下などが見られる。精神作用は，催幻覚作用が主であり，少量では中枢神経刺激作用及び抑制作用，大量摂取では抑制作用がみられる。具体的な症状として，酩酊感，多幸感，状況によっては抑うつ気分，不安，恐慌反応などの気分の変化，色彩や音楽に対する鋭敏化や時空間認知の変容，短期記憶の障害，転導性・被暗示性の亢進，注意集中困難，離人感などの知覚の変化，連想障害・二重身体験様の自我障害，考想察知・思考吹入などの思考の変化を認める。

　依存性が重篤な問題となり医療機関を受診する例は少数であるが，大麻使用に関して肯定的な考えを持つ使用者が多いことも特徴であり，依存症治療の導入に困難をきたすことが多い。離脱症状として，不安・焦燥感，

不眠，攻撃性亢進，自律神経症状などが見られる。

慢性中毒としては，大麻精神病，動因喪失症候群，フラッシュバックなどが挙げられる。慢性中毒としての大麻精神病は，その存在を含めて意見が分かれており，大麻誘発性統合失調症と診断されることも多い。動因喪失症候群は，長期使用後に見られる感情の平板化，自発性・意慾の低下，無気力・無関心などを主とする症候群で，精神病症状消退後に遷延することもあり，統合失調症の陰性症状との鑑別が難しい。フラッシュバックは非使用時に使用時と同様の症状が一過性に見られるものである。この両者は，大麻に特徴的ではあるが特有のものではない。

大麻では単独使用で受診する患者は少ない。大麻の蔓延を防ぐ対策が他の薬物乱用防止対策につながる。啓発活動や取締り，ハイリスクの青少年に対する適切な働きかけなどが課題となる。

補足：大麻を巡る世界の動き

海外では大麻を合法化する動きが活発に見られる。米国の複数の州や国で大麻が合法化されたというニュースも耳にする。また，医療用大麻を巡っても各国で動きは活発であり，法的な扱いについて議論が続けられている。

薬物に関する規制に関する国際条約を締結している国が，法改正により規制緩和処置をとることは条約違反になる。米国は，徹底した取締りにより薬物問題に対処しようとして失敗した過去から，「刑罰より治療・支援」に舵が切られており，「ドラッグコート」の広がりに見られるように，裁判所の命令により治療につながるシステムができている。欧州では，歴史的に個人の権利が尊重されるべきとの視点から，薬物の個人使用についても寛容である。薬物の個人使用に刑罰で対処するのではなく，薬物使用による害を軽減するという「ハームリダクション」の政策が根本にある。薬物乱用者の生活全般の支援，注射やセックスによって感染が拡大しないための対策などが基本に見られる。このドラッグコートもハームリダクション

も大局的な対策としては評価されているものである。

　大麻についても同様のことがいえよう。米国や欧州の多くでは，国は大麻を規制する視点に立ち，州や各自治体は現実的な状況を踏まえて規制緩和する立場を取る傾向が見られる。法令と法執行に大きな矛盾を生じている。そして，大麻の合法化，非犯罪化，非刑罰化を巡って，賛成派と反対派に分かれて綱引きがなされている。大麻に関する研究報告についても，「大麻精神病の存在を示す証拠はない」とされたり，「大麻に医療価値はない」と結論付けられたりと混乱は続いている。そんな中，大麻成分であるTHCを15％以上含む作用の強い大麻が出現するなどして，規制強化に向かう国もある。医療大麻の受け入れについても国によって異なる。合法化による税収増を期待する自治体の思惑もある。

　このように，大麻を巡る状況は国や自治体によってまちまちである。この背景には，①乱用者が多数あり規制が困難であること，②法の建前と実際に大きな開きがあること，③大麻規制派と容認派の対立があること，④国によって背景の文化が大きく異なること，⑤大麻の害の大きさを明確にできていないこと，⑥大麻擁護派が世界中にあること，⑦大麻解禁に伴う大麻産業拡大の思惑があること，⑧非犯罪化・非刑罰化により薬物乱用問題が成功した例があること，などの要因があげられる。

　概して，欧米の国の多くは大麻容認の立場を，アジアの国の多くは大麻規制維持の立場をとっているが，世界の動きは実質的に容認の方向に進んでいる印象である。紆余曲折を経て世界は今後さらに解禁に向かうことが予想される。大麻を取り巻く動きからは目が離せない。ただし，わが国は違法薬物への国民のアレルギーが強いこと，違法薬物の取締り対策が成功していることなどから，わが国は容易に解禁に動くことはないであろう。

　薬物の入口を防ぐ取締りを維持しつつ，依存症者への治療・支援を充実させることがわが国の課題であることに変わりはない。

第Ⅲ部

実践編②：
依存症治療の原則

1. 断薬の強要は禁忌である。薬物の再使用を責めてはいけない

　一般に薬物依存症の治療において，患者も家族も治療者も「断薬」に囚われやすい。実際，「断薬」ができているか否かが最大のテーマとなることが多い。治療者・家族は，かならずと言っていいほど「薬物を使わないように！」と釘を刺すことを忘れない。患者は，「使いたい」でも「使ってはいけない」と葛藤する。「断薬」が強調されると欲求が高まる。

　普段，依存症臨床場面において，当たり前のように行われている「断薬」を強要することの弊害について検討する。あわせて，薬物を「再使用」した際に，治療者・家族が批判的な言動や態度を示すことの弊害についても検討する。

□ 患者意識調査

【方法・対象】

　埼玉県立精神医療センターに通院中の依存症患者（DSM-IV-TR）に対して，平成28年4月より5月までの期間に，主治医より依頼して同意を得られた患者に質問紙を渡し，無記名で回答を得た。

　回答総数103（男性62，女性41），平均年齢44.9歳（±12.6），物質別では，アルコール41，覚せい剤37，危険ドラッグ7，鎮静薬6，鎮痛薬4などであった。

【結果】

①再飲酒・再使用時の気持ちは，「やめようと思う」57.0%，「どちらかというとやめようと思う」20.0%，どちらかというと飲もう・使おうと思う」5.0%，「飲もう・使おうと思う」18.0%となり，77.0%が自らやめよ

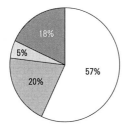

□ やめよう
▨ どちらかというとやめよう
□ どちらかというと飲もう・使おう
▨ 飲もう・使おう

図1　患者意識調査（1）
再飲酒したとき

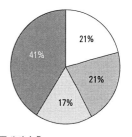

□ やめよう
▨ どちらかというとやめよう
□ どちらかというと飲もう・使おう
▨ 飲もう・使おう

図2　患者意識調査（2）
家族から「やめなさい」といわれたとき

うとしていることがわかる（図1）。

②家族から酒や薬物を「やめなさい」と言われたときの気持ちは，「やめようと思う」21.3％，「どちらかというとやめようと思う」21.3％，「どちらかというと飲もう・使おうと思う」16.5％，「飲もう・使おうと思う」40.8％であり，57.3％が飲酒・薬物使用の欲求が高まると答えている（図2）。

③同様に，病院スタッフから酒や薬物を「やめなさい」と言われたときの気持ちは，「やめようと思う」30.3％，「どちらかというとやめようと思う」25.2％，「どちらかというと飲もう・使おうと思う」13.6％，「飲もう・使おうと思う」31.1％であり，44.7％が状態を悪化させる可能性がある（図3）。

④再飲酒・再使用した際に家族に責められたときの気持ちは，「やめようと思う」26.6％，「どちらかというとやめようと思う」11.8％，「どちらかというと飲もう・使おうと思う」10.8％，「飲もう・使おうと思う」50.9％であり，61.7％が飲酒・薬物使用に向かわせる可能性がある（図4）。

⑤同様に，再飲酒・再使用して病院スタッフに責められたときの気持ちは，

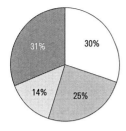

□ やめよう
■ どちらかというとやめよう
□ どちらかというと飲もう・使おう
■ 飲もう・使おう

図3 患者意識調査(3)
病院スタッフから「やめなさい」といわれたとき

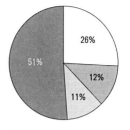

□ やめよう
■ どちらかというとやめよう
□ どちらかというと飲もう・使おう
■ 飲もう・使おう

図4 患者意識調査(4)
家族から責められたとき

「やめようと思う」28.7%,「どちらかというとやめようと思う」16.8%,「どちらかというと飲もう・使おうと思う」12.9%,「飲もう・使おうと思う」41.6%であり,54.5%が状態を悪化させる可能性がある(図5)。
⑥飲酒・薬物使用する一番の理由は,「苦しさがまぎれるから」58.8%,「楽しくなるから・気分がよくなるから」29.5%,その他11.8%であった(図6)。彼らは,苦しいからやめられない可能性が高い。

【考察】

(1) 患者の動機と他者からの強要

ひとは,自分が決心できていないことを他者から強要されると抵抗を感じる。

決心のついていない患者が,治療者・家族から「断薬」を強要されると反発する。

ひとは,自分が決心していることを他者から強要されると不快な思いになりやすい。決心のついている患者が,治療者・家族からダメ押しのよう

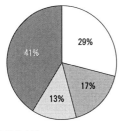

□ やめよう
▨ どちらかというとやめよう
□ どちらかというと飲もう・使おう
▨ 飲もう・使おう

図5　患者意識調査 (5)
病院スタッフから責められたとき

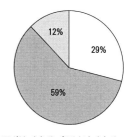

□ 楽しくなる・気分がよくなる
▨ 苦しさがまぎれる
□ その他

図6　患者意識調査 (6)
飲酒・使用の理由

に「断薬」を強要されると反発する。いずれも，強要は「攻撃・批判」と
とられることが多い。

(2) 依存症患者の薬物再使用に対する感情

　再使用時に患者はどのような思いでいるのであろうか。「しまった」「失
敗した」「自分は何をやっているんだ」「どうしてだろう」「意志が弱いな
あ」「少しくらいいいじゃないか」「気にしない気にしない」「これで最後に
しよう」「死にたい」などの思いを話してくれる患者が多い。

　多くは否定的感情・自責感を強め，傷つく体験となる。断薬を強く望む
患者ほど自己否定感を強め自尊感情を低下させる。

　患者はどうして自己否定感を強め，羞恥心を持ったりするのであろうか。
それは，「再使用」を依存症の症状と捉えるのではなく，行動の善悪として
捉えているからである。依存症を病気と思っていないからであろう。

(3) 治療者・家族の薬物再使用に対する感情

　再使用時に，治療者・家族はどのような思いでいるのであろうか。「また
か」「懲りないな」「ダメだな」「どうして？」「何やっているんだ」「いい加
減にしてほしい」「底をついていないね」「モチベーションが低い」「死んで
ほしい」などの思いを持つことが多い。

　多くは否定的な感情・陰性感情を伴い，意識する・しないにかかわらず
患者を責める態度をとってしまいやすい。「再使用」は依存症の症状であ
る。患者の症状が表面化したとき，どうして治療者・家族は患者を責めて
しまうのであろうか。それは，「再使用」を依存症の症状として捉えるので
はなく，行動の善悪として捉えているからである。依存症を病気とは思っ
ていないからであろう。

　うつ病の患者に，元気になることを強要したり，元気がないからと責め
たりはしないであろう。認知症の患者に，忘れないように強要したり，忘
れるからと責めたりはしないであろう。統合失調症の患者に，幻聴や妄想
をなくすように強要したり，症状があるからといって責めたりはしないで
あろう。代表的な内科疾患である糖尿病や高血圧症の患者が，血糖値や血
圧のコントロールが不良であるからと叱責されることはなくなっていると
聞く。依存症ばかりが症状が出たからといって責められるのであろうか。
アルコールや薬物を止めようと思っても止められないのは，依存症の症状
である。依存症は「病気」とは見られていない。

　要するに，患者も家族も治療者もともに，「断薬はコントロールすべきこ
と・できるはずのこと」と考えており，「依存症はコントロール障害の病
気」という認識ができていないことに問題がある。

(4) 断薬の強要は禁忌である！　再使用を責めてはいけない！

　治療者の患者を変えてやろうという思いが強いと，患者は抵抗する。患
者を変えるのではなく「信頼関係を築く」ことが最優先される。患者と信

頼関係が築けると，患者は自ら断薬に向かおうとする。治療者は，それをサポートするコーチ役を引き受けて寄り添う。信頼関係のない強要は，それが善意からであっても「支配」であり，「コントロール」である。「支配」や「コントロール」は反治療的である。

治療者の薬物再使用に対する認識が治療関係に大きく影響する。再使用を「失敗」と考えて患者を責める思いがあると，患者を傷つけ追い詰める。追い詰められた患者は，つらさに対処するために再使用を繰り返す。薬物はつらさに対処するために使われるからである。再使用を責めるデメリットは大きい。再使用の際は，協働してどのように取り組んでいくかを検討するチャンスにすることが大切である。

(5) 直面化から共感的なアプローチへ

米国では，治療関係が協働的か否かが治療予後を左右するとされ，治療協働関係（therapeutic alliance）の重要性が指摘されている。具体的には，①目標と課題が治療者と患者間で共有されていること，②治療者から患者への一方的な指示関係ではなく協働的関係が維持されていること，③治療者と患者との間に暖かい人間的なつながりがあること，などが挙げられている（Norcross, 2010）。また，直面化的なアプローチは効果がないだけではなく害になると指摘されている（White, Miller, 2007）。先のアンケート調査の結果は，これを裏付けている。

20世紀半ばに直面化的なアプローチが多用されたが，その後，その効果に疑問が持たれた。直面化の根拠として，「人格を再構築するために人格を打ちのめすことが必要」という考えがあるという。「底をつき完全に降参する」プロセスが必要であると考えられた。しかし，この手法に有効性を示すエビデンスはなく，むしろ悲惨な結果を引き起こす危険な方法であることが指摘されている。このように，強要・批判は直面化そのものであり，害であるという認識が必要である。現在は，「敬意と尊重」を重視した温か

い共感的アプローチが基本であることは，これまで述べた通りである。

おわりに

　先の調査を依頼した患者の多くは，治療が継続しており比較的良好な状態であった。それでも家族や治療者の一言が与える悪影響は大きい。診療場面において，「今だから大丈夫だけれど，家族にそんなことを言われると，昔だったら絶対頭にきて（薬物を）使っていましたよ」，「あんな言い方をされたら，その日のうちにまた薬物買いに行っていました。だけど，今は何とか大丈夫になりました」などと語られる。患者の回復が進むと，断酒・断薬の強要や再飲酒・再使用の批判が，再飲酒・再使用には直結しなくなっていくのかもしれないが，それでも家族や治療者は慎むべきである。ましてや治療初期の患者には絶対的禁忌であると考えている。

　断酒・断薬の強要，再飲酒・再使用の批判が日常臨床で行われているとすれば，どのような「高級な」治療が行われていたとしても，正しい治療であるとは言えない。「治療者中心」の治療は，患者の尊重から遠ざかる。「患者中心」の治療・回復支援の重要性がここにある。患者には断薬する自由と共に薬物を使用する自由もある。どちらを選ぶかは患者の選択である。患者が，断薬を選び回復へと導くのは，パワーゲームによってではなく，信頼関係によることを忘れてはならない。

　依存症治療に際して，治療者は「断酒・断薬を強要してはいけない」「再飲酒・再使用を責めてはいけない」。これらは，治療者の依存症患者に対する望ましい姿勢を象徴している。ここに示された原則を十分認識して対応するだけで，依存症治療の質は格段に向上すると考えている。

　このように書いていると，有名なイソップ寓話の「北風と太陽」を思い出す。物事に対して厳罰で臨む態度と，寛容的に対応する態度の対比を表す例としてしばしば取り上げられてきたあの話である。この教訓は，薬物

依存症からの回復についてもみごとに当てはまる。これまでの薬物依存症治療者・支援者の多くは、「北風」の役を疑うことなく果たそうとしていたように思われる。私たちは、薬物依存症患者に対して、「北風」になってはいけない。無理やり薬物を止めさせようとすることは逆効果であり、反治療的である。患者にとってのよい治療者・支援者には、「太陽」であることを心がける態度が求められていると言えよう。

2. 通常の外来治療を続けるだけでも依存症は改善する

　当センターでは、薬物依存症外来を「ようこそ外来」として、患者が治療から脱落しないサービスと工夫を行っている。①薬物患者に対して陰性感情を持たず歓迎の意を伝え、②薬物の再使用を決して責めずに対処法を検討することに重点を置く。また、③覚せい剤の再使用については通報しないことを保障する。④ワークブックや小冊子、モニタリング手帳などの介入ツールを積極的に提供し、⑤治療継続の動機づけを行い通院しやすいように配慮する、などを実践している。ある依存症専門外来での覚せい剤依存症外来継続率（3カ月間）が36〜39％と報告されている状況で、当センターでは87％にまで高めることができていた。

　海外では治療継続率の高さが、回復率に反映されることが実証されていることから、治療者側のスタンスが重要となる。依存症治療の成否は、「どの治療法を行うか」ではなく「誰が治療を行うか」で決まると言われる。「誰が」とは、薬物患者に対して「陰性感情・忌避感情から解放され、高い共感性をもって治療にかかわれる治療者」を指す。歓迎の意をもって「ようこそ」と対応することで、治療が順調に進むことを実感している。

　ここでは、「ようこそ外来」の治療継続率と転帰について報告する。

【調査対象】

　埼玉県立精神医療センター外来において，平成23年6月から平成27年3月までの3年10か月間に「ようこそ外来」を意識して筆者が診察した薬物依存症（DSM-IV-TR）新規外来患者322名で，男性239名（74.2%），女性83名（23.8%），平均年齢35.7±12.4歳であった。このうち，入院歴のある例は82名（25.5%），外来薬物依存症再発予防プログラム（LIFE）参加者は15名（4.6%），DARC利用者は19名（5.9%）であった。対象者の多くは，外来での通常の診療が主であった。

　主な乱用薬物は，覚せい剤169名（52.5%），危険ドラッグ92名（28.6%），向精神薬34名（10.6%），有機溶剤（ガスを含む）11名（3.4%），鎮痛薬7名（2.3%），鎮咳薬5名（1.6%），その他4名（1.2%）であった。

【結果】

　対象者の外来治療継続期間は，3カ月未満が78名（24.2%），この内1回のみで終了が37名（11.5%）であったが，22名（6.8%）は転医あるいは前医に戻っている。3〜6カ月が46名（14.3%），6〜12カ月が49名（15.2%），1〜3年が91名（28.3%），3年以上が58名（18.0%）であった。

　つまり，外来治療継続期間が，3カ月以上75.8%，6カ月以上61.5%，1年以上46.3%，3年以上18.0%となる（図7）。

　転帰については，全322名の内，「断薬：6カ月以上完全断薬」141名（43.8%），「改善：完全断薬ではないが問題行動なく社会生活が著明に改善」51名（15.8%），「不変・悪化」29名（9.0%），「死亡」10名（3.1%），「逮捕・服役」8名（2.5%），「不明・不詳」83名（25.8%）であった（図8）。

　つまり，外来治療開始6カ月以上経過した時点で，薬物依存症改善率（断薬＋改善）は59.6%（192/322）であり，6カ月以上断薬継続率は43.8%（141/322），「不明・不詳」を除くと同断薬率は80.3%（141/239）となる。

　外来治療継続期間と断薬率，改善率の関係を図9に示す。治療継続期間

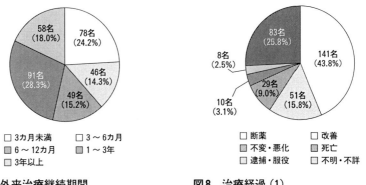

図7　外来治療継続期間

図8　治療経過（1）

が長くなれば，断薬率，改善率が高くなることを示している。

【考察】

　埼玉県立精神医療センターの薬物依存症外来において，「ようこそ外来」
をスタッフが意識して通常の外来診察を行う状況で，治療が長く継続する
と，特別な治療プログラムを提供しなくても比較的良好な経過を期待でき

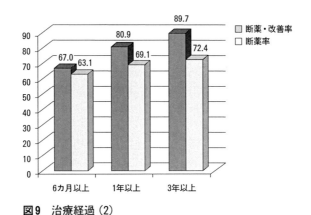

図9　治療経過（2）

ることが示唆された。外来で断薬が容易に続かなくても，根気強く通院を継続することで改善が見られることを患者に伝えられる資料にできる。治療者も，慌てずに治療継続を心がけて患者と良好な関係を維持することに専念することができると考える。この治療継続に加え，自助グループやダルクへの参加を提案していければ，より良好な転帰が期待できるかもしれない。

　実は，ここでいう「ようこそ外来」は，患者に対して望ましい外来治療の在り方を示したものに過ぎない。決して特殊な外来治療ではなく，「あたりまえ」の治療である。薬物依存症患者に対しても，「あたりまえ」に対応するという意識を持ってもらうことを目的に提案しているものである。

　ここで強調したいのは，良好な治療関係を外来で維持できれば，薬物依存症の予後の改善が期待できるということ，つまり特別な治療プログラムを持ち合わせなくても，一般精神科外来で薬物依存症の治療は可能であるということである。刑の一部執行猶予制度の施行に伴って，精神科医療の関わりは不可欠であることから，多くの医療機関で通常の外来治療を実施されることを期待したい。

3. 覚せい剤の使用は「通報しない」ということの意味

　薬物患者の対応を敬遠される理由のひとつとして，規制薬物に関する司法的問題の対処があげられる。規制薬物の尿検査で陽性反応が出た場合の対応はどうすればいいのか，通報しなければならないのか，通報してはいけないのか，通報して恨まれないのか，通報しなくて罰せられないのか，入院時に覚せい剤を所持していた場合はどうすればいいのか，など対応に困難を感じることが多い。

　尿検査の法律上の取り扱いについては，覚せい剤反応が陰性の場合は問

題ないが，陽性の場合には検討を要することになる。刑事訴訟法第239条第1項において，「何人でも犯罪があると思料するときは，告発をすることができる」とされる。医師には守秘義務があるが，「覚せい剤反応が陽性の場合，通報しても守秘義務違反にはあたらない」との判例が示されている（最高裁第一小法廷決定：平成17年（あ）第202号）。さらに，医師が公務員である場合，刑事訴訟法第239条第2項において，「官吏又は公吏は，その職務を行うことにより犯罪があると思料するときは，告発をしなければならない」とされる。この場合は守秘義務との兼ね合いになるが，公務員が覚せい剤の使用事実を通報しないことにより罰則を科せられたことはない。

　少なくとも，最も問題となることの多い覚せい剤の場合，尿検査で陽性反応が認められた際は，司法機関に通報してもしなくてもよい。つまり，医師の裁量に委ねられているのが現状である。通報を義務付けられれば，自発的な依存症治療はかなり困難になるであろう。

　当センターでは，依存症治療の経過中に覚せい剤を再使用しても通報することはない。尿検査は，同意を得て，診断的な目的と再使用の有無の確認や，患者から希望があった際にのみ施行している。ただし，救急病棟と依存症病棟では必ずしも取り扱いが一致しているわけではない。警察が関与して入院になった場合，警察からの求めに対しては情報提供を拒否することはない。それでも，依存症治療の経過中の救急病棟への入院に関しては，警察への通報はしない。

　薬物依存症患者が，止めようと思っても薬物を使用してしまうことは依存症の症状である。症状が出た際に正直に治療者に話せないのでは，治療にはならないであろう。再使用がわかった時に通報されるかもしれないという不安が，どれだけ治療につながることを躊躇させてきたかに留意する必要がある。相談につながる際に，23％の家族が通報される不安を持っていることが調査で明らかになっている。依存症者本人は，さらに躊躇するであろうことは容易に想像がつく。

依存症治療に関わる場合，つまり，止めることを目的に自ら治療を受けにきている患者については，司法機関への通報はするべきではない。この原則が決められていれば，尿検査の結果によって司法的対応に悩まされることはないはずである。

　一般に，精神科救急に関わる医師が司法機関へ通報し，初期の精神病状態の治療後早々に司法側に引き渡している例がしばしば見られるが，それは薬物依存症患者が「病者」というよりは「犯罪者」と見られていることの表れであると同時に，わが国の薬物依存症治療システムの貧困さ，治療の受け皿の無さ，依存治療への期待の乏しさを示しているものと思われる。

　司法的対処に関して，一点留意しておくことがある。覚せい剤については，これまで述べた対応に関して何ら問題となることはないが，「麻薬中毒者（依存症のことを指している）」に対しては，「麻薬及び向精神薬取締法」により，都道府県知事への医師の届出義務が課せられている。ここで言う「麻薬」とは，主にヘロイン，コカイン，LSD，MDMAなどを指す。これとは別に，大麻は大麻取締法，あへんはあへん法で規制されているが，「麻薬及び向精神薬取締法第2条第24項及び第25項」により，この両者も「麻薬中毒者」として扱われることから，医師の届出義務が課せられていることになる。この法律を厳密に遵守すると，たとえば大麻依存症患者は全例届出義務を負うことになり，現状に即したものではなくなっている。ヘロイン依存症患者の医療的保護を主な目的とした法律であると解釈するが，治療の観点からすると，これらの違法薬物は覚せい剤と同等に扱われるべきであり，そのことによる不都合はないと考える。

　尿検査で麻薬の陽性反応がでたとしても，それをもって届け出る義務を負うわけではない。「慢性中毒者」，つまり「依存症」と診断した場合の規定である。たとえば，尿検査で陽性が出たら届け出るということではない。さらには，これは刑罰を与えるための届け出ではなく，麻薬取締法による措置入院の必要性を検討するためのものである。

最近，筆者らは，日本精神科救急学会の協力を得て，全国の精神科救急入院料算定認可を受けた病棟（精神科救急病棟）113施設に対してアンケート調査を行った。その結果，84施設（74.3％）から回答を得た。尿検査は，「時に応じて実施」60.7％，「原則実施しない」10.9％，「原則全例に実施」17.9％であった。保健所や警察から診察依頼があった場合，診察前の警察での事前採尿は，「原則条件としない」61.9％，「時に応じて条件とする」31.0％，「原則条件とする」3.6％であった。また，警察から口頭や電話で尿検体の提出を求められた場合，「本人の同意を得て提出」56.0％，「提供しない」26.2％，「同意とは関係なく提出」9.5％であった。警察が関与しない場合の警察通報は，「原則通報しない」47.6％，「時に応じて通報」40.5％，「全例通報」6.0％であった。印象としては，尿検査を義務付けて所定の治療後に司法サイドに受け渡すという傾向は，以前に比べて原則的ではなくなっているように思われる。

　依存症患者の薬物使用を通報するか否かは，医療機関の治療スタンスを明確に示している。少なくとも依存症治療機関は，使用を通報するべきではない。先進国では常識である。患者を治療や支援から遠ざけている「通報の不安」を，わが国でもなくすべきであると考えている。

4. 多数回服役歴のある覚せい剤事犯者の回復には何が必要か?

　覚せい剤はわが国で最も重要な問題薬物である。覚せい剤事犯は，男女ともに窃盗に次いで第2位を占めている。検挙者数は11,000から12,000人とほぼ横ばい状態にあるが，再犯率の高さが目立っており60％に及ぶ。

　懲罰では再犯防止が期待できないことから，司法領域において覚せい剤事犯者に対する治療的な取り組みが行われ始めている。ただし，刑務所において治療的な関与が今後施行されていくとしても，社会に戻ってからの

治療の継続がなければ効果は期待できない。

　当センター薬物依存症専門外来には，覚せい剤取締法違反で繰り返し服役してきた患者は少なくない。治療に繋がっていながら再使用して服役を繰り返している例もみられる。しかし，その一方で多数回服役した後に治療に繋がり，断薬継続して安定した状態を長年にわたって維持している一群が存在する。彼らはどうして断薬が続き安定した生活を送れるようになっているのであろうか。

　「刑の一部執行猶予制度」が施行された現状で，社会の受け皿として何が必要であるかを臨床現場から報告したい。

① 症例提示

　個人情報の保護のため改変してある。

症例1 79歳男性　元暴力団組員　生活保護

　19歳より覚せい剤乱用。服役16回（覚せい剤取締法違反8回）。56歳で出所後，2年間工場勤務。暴力団仲間に会い覚せい剤を再使用。被害関係念慮，焦燥感，パニック発作で，平成3年に当センターを初診。以後，覚せい剤使用による症状悪化，経済的困難などによるストレス反応，処方薬乱用などで，当センターに12回の入院歴あり。65歳時に主治医が交代（3人目）となった。

　治療関係の構築と覚せい剤断薬の動機づけに焦点づける対応を行い，生活保護担当者と連携を取った。そのうちに患者は断薬の決心を言葉にするようになった。2カ月後より覚せい剤を断薬するも，パニック状態で注射対応を求めて夜間に連日来院するようになった。立て続けに3回の入院治療を要した。入院により落ち着くと，これまで処方薬を服用していなかったことを認めた。その後服薬できる

ようになった。

以後，現在まで14年間にわたり定期的に通院中であり，断薬もできている。時に，不安・焦燥感が高まるが，来院して短時間話すことで対処できている。

症例2 62歳男性　元暴力団員　生活保護

14歳より覚せい剤乱用。服役11回（覚せい剤取締法違反6回）。30歳で知人を殺害。45歳で出所後，知人と覚せい剤を再使用。被害関係妄想が出現し，自ら断薬したが，不眠，焦燥感，幻覚妄想状態が治まらず，46歳時に当センターを初診。多弁，苛々，不眠，知覚過敏，身体故障感，納得いかないと執拗に興奮して追求する傾向があり，些細なことから激しい興奮状態となるが，話を聞くことでその場はある程度落ち着けた。

治療関係の構築を優先し，覚せい剤使用などで2度と服役しないことを動機づけ，生活保護担当者と連携を取った。苛々して激昂することが繰り返されたが，服薬を開始し，主治医と福祉事務所の担当課長が窓口として話を聞き助言することを保障した。ストレスが高まると，繰り返し電話や面接で対応を続けた。

しばらくして，暴力団仲間との関係は自ら断つようになった。話すと落ち着けること，頓服薬で対処できるようになったことで，現在まで17年にわたり通院しており断薬も継続している。

症例3 56歳男性　元暴力団員　生活保護

20歳より覚せい剤乱用。服役8回（覚せい剤取締法違反5回）。44歳で出所後，不眠・苛々を主訴に他院に通院していた。道路交通法違反で逮捕後，県内の福祉施設に入所を機に，46歳時に当センターを初診。苛々，不眠，音に敏感，かんぐり（被害関係念慮）などを

主訴に通院を開始した。

　治療関係の構築と，覚せい剤の断薬，トラブル等で逮捕されないことを動機づけし，精神療法と薬物療法を開始した。

　当初は施設職員が同伴しての通院であった。飲酒してトラブルを繰り返し，警察が介入することも多かった。施設職員や生活保護担当者と連携を取り，自暴自棄にならないように丁寧に対応を心がけた。施設職員も受容的に関わって支えた。また，状態に応じて薬物療法の調整も行った。

　時に，飲酒しての問題行動・警察保護はあるが，治療関係は良好であり，自ら求めて相談でき正直な思いを話せている。現在まで，10年間に渡って通院は定期的に続いており，断薬もできている。

症例4 60歳男性　元暴力団員　生活保護

　21歳より覚せい剤乱用。服役5回（覚せい剤取締法違反5回）。30歳より幻覚妄想状態が見られた。49歳より3年間服役。出所後，組員宅に寝泊まりしたが，出所後に睡眠薬などの処方薬が切れて不眠が続いていた。3日目から行動がまとまらず，せん妄状態で激しい精神運動興奮が見られ，当センターへ緊急措置入院となった。飲酒は認めたが，覚せい剤の使用は否定された。

　症状軽快後，依存症病棟で集団治療プログラムに参加し，3カ月間で退院して単身でアパート生活を開始し，外来通院を続けた。入院中から，覚せい剤依存症とともに，アルコール依存症も指摘され，断酒にも取り組んだ。当初，古い友人が訪ねて来た際には飲酒していたが，次第に飲まずに対応できるようになった。このような変化を，外来で毎回評価し前向きな姿勢を励まし続けている。

　治療関係は良好で，現在まで8年間に渡って断酒・断薬ができており，精神状態も安定している。「自分も不思議でしょうがない。1

回やると止まらなくなるから。ここに入院してからそう思うようになった」と述べている。

② 多数回服役歴のある覚せい剤事犯者の回復には何が必要か

　以上の事例の共通点は，①安定した居場所があること，②薬物仲間と距離を置けていること，③刑務所に戻りたくない思いが強いこと，④支援者との信頼関係が維持できていること，⑤治療が継続していること，⑥良好な治療関係ができていること，⑦精神状態の安定が保てていることなどであった。

　重要なことは，「安全な環境」「人との信頼関係」「治療の継続」に集約できる。この3つのそれぞれについて具体的にみると次のようになる。

　「安全な環境」の具体的要素については下記のとおりである。

　　①経済的に安定した「居場所」があること。
　　②自分の安心できる「居場所」ができること。
　　③薬物依存症の理解者に守られていること。
　　④薬物使用していた環境を変えること。
　　⑤薬物仲間と距離を置けていること。
　　⑥再使用の危険を察知して対処できること。

　「人との信頼関係」の具体的要素については下記のとおりである。

　　①支援者との信頼関係が維持できていること。
　　②孤立していないこと。
　　③正直な思いを話せるようになること。
　　④人に安心感を持てるようになること。

⑤人に相談できるようになること。
⑥人に癒されるようになること。

「治療の継続」の具体的要素については下記のとおりである。

①依存症を理解した治療者につながれること。
②薬物患者に陰性感情・忌避感情をもたない治療者につながれること。
③治療者が治療の継続に重きを置いていること。
④良好な治療関係を維持できていること。
⑤精神状態の安定が保てていること。
⑥いつでも治療の窓が開かれていること。

　以上のことを踏まえて，治療者側にとって大切なことを整理すると下記のようになる。このようなことを心がけて，良好な関係を維持して治療継続できれば，何度も服役した覚せい剤依存症患者であってもよい方向に変わることができると考えられる。

- 患者の目的に沿った患者中心の治療を徹底する。
- 患者に陰性感情・忌避感情を持たない。
- 治療につながったことを評価・歓迎する。
- 覚せい剤の再使用を通報しない保証をする。
- 正直に話してもらえる治療関係を構築する。
- 正直に話してくれたことを率直に歓び評価する。
- 治療者に安心感を持ってもらえる対応を心がける。
- 治療の継続に配慮して脱落を防ぐ工夫をする。
- 患者を責めずに良い変化をみつけて評価する。
- 治療者が治療に楽しんで臨めるように留意する。

• 関係機関の職員と連携して患者の支援体制を維持する。

　これらの対応は決して特殊なものではない。治療者として当たり前のこと，他の疾患に対する望ましい対応と同じである。治療者が，当たり前に覚せい剤事犯者に対しても，ひとりの人間として患者として誠実に接していくことが回復につながる。ここでも必要なのは特別な治療やプログラムではなく，人とのつながりを築いていくことである。

　多数回服役歴のある覚せい剤事犯者で元暴力団関係者と聞くと，ほとんどの医療機関では確実に敬遠される。最も嫌われる患者であろう。そのことは，患者自身も知っており，自尊心は傷つき，孤独感を強め，治療意欲を失いやすい。「誰も自分なんかをまともに扱ってくれないだろう」と諦めと怒りを持っていることが多く，自暴自棄になり容易に再使用に向かう。彼らは重症な薬物依存症患者である。だからこそ十分な支援が必要である。彼らも変わりたい，回復したいという思いは持っている。ただし，変われる自信を持てず変われる方法を知らない。治療者・支援者が陰性感情・忌避感情を持たずに当たり前に対応することで，彼らも回復できることを強調したい。

5. 介入ツールは患者と治療者を依存症治療に引き付ける

　筆者らは，さまざまな補助介入ツールを開発し臨床に活用している。具体的には，依存症治療への導入を目的とした「LIFE-mini」を，外来での断酒・断薬手帳である「LIFE-note」を，正直に話せることや自助グループ参加の重要性を伝えるために「LIFE-recovery」を，本格的に回復のための知識を身に着けたいという意欲の高い人には「LIFE」を，対応に悩む家族には「LIFE-family」などを，必要に応じて提供している。これらの多く

は書き込み形式になっており，主治医だけではなく多職種スタッフともやり取りできるツールとなっている。すでに20種類近くのツールを作成しており，用途に応じて外来，依存症病棟，救急病棟，個別，集団で柔軟に使えるようにしている。ツールを介して状態を確認し，目標を具体化し，治療への取り組みを評価している。また，患者・治療者相互につながりを実感でき，患者が意欲を高めてくれる点で有効であると感じている。

　このLIFEシリーズを透明なケースに入れて配置したり，持ち運びやすくしたりしたツールがLIFE BOXである。これを薬物依存症患者が入院してくる病棟や外来に配置し，利用してもらえることを期待している。

　筆者が実施した全国の精神科救急病棟を対象とした調査によると，精神科救急病棟では中毒性精神病などで入院した薬物依存症患者に対して，依存症治療を「積極的に行っている」と回答した施設は16.7%であり，依存症治療内容は「個人精神療法」51.0%，「心理教育」40.0%，動機づけ面接法24.5%，ミーティング・自助グループ参加（22.4%）などであった。依存症治療介入は，「少しなら可能」47.6%，「可能」21.4%，「不可能」21.4%であり，可能な場合の介入時間は，「週に30〜60分」34.5%，「週に10〜30分」28.6%であった。

　このような状況で，LIFEシリーズなどの介入ツールへの関心は，「ある」59.5%と「とてもある」21.4%を合わせて80.9%と高かったが，実際にSMARPPなどのワークブックを使った治療は「行っていない」61.9%，「積極的に行っている」17.9%であった。治療介入ツールがあれば薬物依存症の治療を「行ってもいい」47.6%，「積極的に行いたい」19.0%であり，合わせて66.6%が介入の意向を示している。LIFE BOXを「使いたい」13.1%，「事例によっては使いたい」76.2%であり，合わせて89.3%が前向きに捉えていた。

　その中で，利用できそうなものとして，LIFE-mini全5回（54.8%），薬物依存症と処方薬問題の心理教育冊子2種（各46.4%），家族用冊子3種（各

38.1%，36.9%，31.0%）などであった。

つまり，精神科救急病棟の82.9%で依存症治療介入は十分行われていないが，80.9%が介入ツールに関心があり，介入ツールがあれば66.6%で介入したいと回答している。このように，介入ツールは治療継続の困難，治療意欲の低さ，スタッフの治療抵抗，治療の仕方がわからない，などの要素を改善し，依存症治療介入の可能性を高めることが期待される。

6. 精神科救急病棟での短期介入により外来治療継続率は高まる

【目的】

本研究は，中毒性精神病で精神科救急システムに入ってきた依存症患者を依存症治療システムに導入し，定着させることを目的とする。

【対象と方法】

対象は，埼玉県立精神医療センター及び雁の巣病院救急病棟に2013年9月〜2014年8月に中毒性精神病で入院し，DSM-IV-TRの「物質依存」の診断を満たし，短期介入ワークブックLIFE-miniを使った個別介入に同意の得られた31例である。対照群は，2012年9月〜2013年8月に同様の状態で入院した「物質依存」患者27例とした。両群ともに入院前からの通院治療継続例は除外した。LIFE-miniは全5回で構成され，救急病棟医が1回10〜20分間個別に関わった。

【結果】

LIFE-mini介入群31例のプロフィールは，男性24例（77.4%），平均年齢30.8 ± 9.73歳，無職64.5%，主な使用薬物は，危険ドラッグ22例（71.0%），覚せい剤5例（16.1%）であった。入院形態は医療保護19

（61.3%），措置・緊急措置12例（38.7%），平均入院期間は55.3日であった。外来継続については，「退院後の外来受診あり」25例（80.6%），「1カ月後の外来継続」19例（61.3%），「3カ月後の外来継続」18例（58.1%）であった。3カ月以上外来継続した例の内11例（61.1%）が断薬できていた。

LIFE-mini非介入群27例のプロフィールは，男性24例（88.9%），平均年齢33.1±7.04歳で，主な使用薬物は，危険ドラッグ17例（63.0%），覚せい剤6例（22.2%）であった。入院形態は医療保護6例（22.2%），措置・緊急措置21例（77.8%），平均入院期間は58.6日であった。外来継続については，「退院後の外来受診あり」8例（29.6%），「1カ月後の外来継続」6例（22.2%），「3カ月後の外来継続」3例（11.1%）であった。

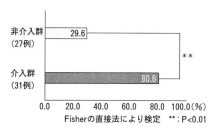

図10　退院後の外来受診あり

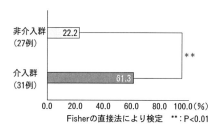

図11　1カ月後の外来継続

【考察】

LIFE-miniを使った介入群の方が非介入群より，退院後の治療継続率が有意に高かった（図10-12）。研究の限界として，介入群は各主治医が必要性及び実行可能性を考慮し，患者に同意を得られた例に対して実施したため，介入群の方が治療継続し

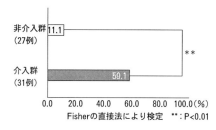

図12　3カ月後の外来継続

やすいことが予想される。それでも，依存症治療の経験のない救急病棟医によって日常の診療活動の範囲で可能な介入により，有効性が期待できることを示唆している。

　精神科救急病棟でも，治療者がわずかな時間であっても個別に患者に関わることで，良好な治療関係が構築される可能性がある。主治医がワークブックを持参して病室にやってきて，薬物の問題に関わってくれる。患者の多くは薬物の問題を感じているがどうしていいかわからないのが本音であろう。そこへ，薬物を止められないのは意志の問題ではなくて病気であることを伝えられる。入院しているということは，薬物による失敗を示していることが多いことを考えると，精神科救急病棟入院時が，依存症治療の動機づけのチャンスであると言えよう。

　これまで，精神科救急病棟に薬物使用による中毒性精神病で患者が入院して来ても，そこで依存症の治療介入を行うという発想はほとんどなかった。依存症治療は，「いつでも，どこでも，誰でも」行えることが必要であり，介入ツールがあればそれが可能である。治療者が関わろうとする意識さえ持てれば，「いつでも，どこでも，誰でも」十分有効な介入が可能となることを強調したい。

---

7. 依存症者の恋愛はきわめて危険である──依存症と恋愛問題──

　依存症の回復途上の恋愛は危険である。依存症者同士の恋愛はなおさら危険である。

　依存症の治療の経過中に，他のアディクションの問題が表面化することはしばしば見られる。これらをクロスアディクションと呼び，注意すべきことが指摘されてきた。恋愛に「酔う」ことを防ぐため，依存症のリハビリ施設や病棟では，男女が一緒にならない工夫がなされてきた。しかし，

男女を物理的に隔離することは困難である。

　当センター依存症病棟においても，暴力行為，依存性物質の持ち込みと並んで，男女間の性的逸脱行為を重大なルール違反として，任意入院患者は退院処遇としている。また，折に触れてクロスアディクションの問題について教育しているが，男女間の問題はなくなることはない。恋愛問題は，①治療の動機が崩れる，②恋愛優先となり回復が止まる，③安定した関係が続かず情動不安定となる，④自己破壊的行動につながる，などの深刻な問題を引き起こし，患者は共倒れに終わることが多い。しかし，これまで恋愛問題は，依存症からの回復過程における重要なリスクファクターとして指摘はされても，正面から取り上げられることは稀であった。

　一般に「恋愛」に対する関心は高く，恋愛を賛美されたり，パートナーがいないことを問題とされたりするなど，「負のイメージ」はない。このような状況で，依存症者に「壊滅的なダメージ」を引き起こすことの多い「恋愛」について，検討してみたい。

1 症例提示

症例1 27歳女性（覚せい剤）／25歳男性（危険ドラッグ）

　　二人はそれぞれ自ら断薬を希望して同時期に入院。意欲を持って治療プログラムにまじめに取り組んでいた。入院1カ月ほどして，両者が外出中にキスをしていたという情報があったが，二人はその事実を認めず，真偽は不明であった。退院後，男性は女性患者宅で同居を始める。両者ともに危険ドラッグ，覚せい剤を使用。二人そろって外来通院していた。男性が連続使用となり，女性に対して暴言・暴力が見られるようになる。女性が実家に保護を求めるが相手にされず，110番通報して警察の介入を要請した。

　　別の日にもこの男性から暴力があり，逃げ出した女性を男性が追

いかけて路上で言い争いになったところを通行人が110番通報。両者に対して尿検査を施行した結果，両者ともに覚せい剤反応陽性となり逮捕された。

症例2 27歳女性（向精神薬）／35歳男性（アルコール）

二人はそれぞれ自ら断酒・断薬を希望して同時期に入院。意欲を持って治療プログラムに取り組み，所定のプログラムを終了して退院となった。退院後，男性は女性患者宅に通い，ほとんど一緒に過ごすようになった。男性は飲酒すると，女性の男関係を勘ぐり，責め立てるようになった。男性が連続飲酒となり，飲食店勤務をする女性に執拗に電話やメールを送り，すぐに返答がないと暴言・暴力が見られるようになった。

女性が友人宅に避難したが，そこにも追ってきた男性に暴力を受けた。110番通報して警察官が臨場し男性を傷害で逮捕された。女性は大量服薬して縊首による自殺企図で入院となった。

その他の恋愛問題症例：

- 覚せい剤女性／危険ドラッグ男性：両者再使用・逮捕。
- アルコール女性／覚せい剤男性：両者再使用，男措置入院。
- 覚せい剤女性／覚せい剤男性：両者再使用，女性逮捕。別の覚せい剤男性死亡。
- 向精神薬女性／アルコール男性：両者再使用，男性逮捕・女性自殺企図で入院。
- 覚せい剤女性／アルコール男性：女性再使用・自殺既遂。
- アルコール女性／アルコール男性：両者再使用・住居喪失。
- 鎮咳剤女性／覚せい剤男性：両者再使用・女性自殺企図。
- 覚せい剤女性／覚せい剤男性：両者再使用，男性逮捕／覚せい剤

男性：両者再使用，女性自殺企図。

②　依存症患者の恋愛の行方

　依存症者の特徴として，①自己評価が低く自分に自信を持てない，②人を信じられない，③本音を言えない，④見捨てられる不安が強い，⑤孤独で寂しい，⑥自分を大切にできない，が重要であることは先に述べた。この傾向は多くの依存症者にも当てはまると考えているが，若い薬物依存症患者により特徴的である。このような患者は，男女間で魅かれあうのは自然なことであり，好意を持たれた場合に断ることは困難である。

　依存症患者は，「孤独で寂しい」ために異性を求める。「自信を持てず，見捨てられる不安が強い」ため，男女間で容易に接近し，いったん相手の好意を感じると断れないだけではなく，しがみつくような恋愛となる。「人を信じられず見捨てられる不安が強い」ため，関係は支配的となり嫉妬に荒れ狂うことが常である。付き合い始めても安定した関係は維持できず，関係がこじれて暴力行為（DV）やストーカー行為が起こりやすく自殺企図や既遂に至る危険性も高いことは多くの事例が示している。

③　依存症患者の恋愛問題が危険な理由

　どうしてこのように，依存症者の恋愛は危険なのであろうか。依存症の回復途上に恋愛が起こりやすく，起こると回復が滞るだけではなく，深刻な問題を引き起こす。そして回復は遠のいてしまう。その理由について思いつくまま上げてみる。

　　①治療の動機が崩れる。
　　②回復のための行動が止まる。

③すべてが恋愛優先となる。

④相手を信じられず不信感から支配に向かう。

⑤見捨てられ不安から激しい嫉妬に狂う。

⑥安定した恋愛関係が続かず情動不安定となる。

⑦再飲酒・薬物再使用が容易に起きる。

⑧自己や他者に対して破壊的行動を引き起こす。

⑨別離・喪失体験から自傷・他害行為に及ぶ。

⑩依存症者同士では，これらリスクが相乗的に高まる。

④ 当センターの恋愛に関する取り決め

　当センターでは，このように恋愛問題が起こることを防ぐ目的で，以前より次のようなルールや対策を工夫してきた。

①入院中の患者同士でアドレス交換はしない。

②自助グループなどに男女二人で外出はしない。

③親密な男女に対してクロスアディクションの危険について個別に注意する。

④かつて男女問題があった患者には，同時期に同じ病棟の入院は避ける。

⑤任意入院の場合，男女間の性的逸脱行為があれば両者退院処遇とする。

⑥勉強会でクロスアディクションについて説明し注意を促す。

　いずれも，「有名無実なルール」であったり，指摘することも「野暮」であったり，指摘しても全く効果がないどころか，より関心を高めたり隠れてつきあいを深めたりする。「ダメ！　ゼッタイ！」と強調すれば，二人の

つながりが深まり，治療者は「敵」となる。正直さは失われ秘密が秘密を生む。信頼関係を築くはずが治療に逆行する。これは飲酒・薬物使用とまったく同じである。

⑤ 依存症患者の恋愛問題への対処

それではどうすればいいのであろうか。依存症者が恋愛に走りやすいのは，「酔い」を求めるという依存症の症状であり，起こるべくして起こる問題である。治療者は患者に対して目くじらを立てて陰性感情を募らせるのではなく，粘り強く恋愛の危険性を伝えていくことが大切であると考えている。具体的には次のようになる。

①治療者が恋愛問題を否認しない。
②危険な問題であることを認識する。
③患者に「禁止」でなく，「どうして危険か」を説明する。
④男女が接近する状況を避ける配慮を心がける。
⑤患者が迷った時に相談できる関係を構築する。
⑥恋愛で傷つく患者を「守る体制」を整備する。
⑦暴力，DV，ストーカーなどの被害に対し支援する。
⑧恋愛問題を繰り返す患者に陰性感情をもたない。
⑨失敗を責めず，今後に生かせるように配慮する。
⑩治療者が患者との信頼関係を築く努力を続ける。

要するに，「命がけになってしまう」依存症患者の恋愛のリスクを，普段から十分に説明をしておく。治療者は，恋愛問題を起こす患者に対して，陰性感情・忌避感情をもたず，依存症の症状として，他の症状の再発以上に丁寧に対応する。恋愛問題として再発した際は，患者の苦痛に共感して，

危険な状況から守る姿勢を示し，援助を求めてきた際は積極的に介入する。

　そのためには，普段から患者が安心して援助を求められる治療関係を築いておくことが重要である。傷ついた後の患者に対する治療者の適切なサポートが，その後の有効な治療につながる。結局は下記の対人関係障害の克服を進めていくことである。これには時間がかかるが，粘り強い支援が必要である。そして，このことは依存症の回復を地道に進めていくことでもある。容易に恋愛関係に陥ること，そして容易に恋愛関係は破綻することは，依存症の危険な「症状」として捉え，陰性感情を持たずに対処する姿勢が求められる。

おわりに

　依存症患者は，恋愛の破綻により「壊滅的な打撃」を受けることが少なくない。

　治療者は，恋愛問題を否認したりタブー視したりせず，きちんと取り上げ，患者に陰性感情を募らせず，信頼を築いていくことを放棄しないことが大切である。

　患者が恋愛に何を求めているかを知り，それを「治療者側が一枚岩になって」，動じず，患者を責めずに関わっていくことである。酒・薬物・恋愛よりも，人に癒やされるようになるためには，「信頼される治療者」であり続けることが治療者には求められると言えよう。

8. 刑の一部執行猶予制度施行を迎えて

　平成28年6月に「刑の一部執行猶予制度」が施行された。主な対象は再犯率の高い薬物事犯者（ほとんどが覚せい剤事犯者）であり，服役期間を短くする代わりに社会での保護観察期間を長くすることにより，再犯防止につなげようとする試みである。

　犯罪白書によると，覚せい剤取締法違反で服役し，平成22年に出所した後5年以内に再び服役した者の割合は，満期出所者で6割，保護観察対象となる仮釈放者では4割であった。このような事実から，地域で通常の社会生活を送りながら保護観察を行うことで再犯を減らそうと考えた。保護観察期間が1〜5年とこれまでよりも長期となり，期間中は治療的プログラムや尿検査を受けることが義務付けられる。すでに熱心にプログラムは実施されている。

　長期収容しても出所後に断薬できる効果は期待できず，長期収容によるマイナス面も大きい。収容されているほとんどの薬物事犯者は薬物依存症患者であり，薬物依存症患者は「病者」である。そして，刑務所は懲らしめるところである。「病者」を刑務所に入れて懲らしめてもよくなるわけがない。むしろ悪化するであろう。これまで，薬物事犯者の再犯率が高いのは当然である。病気に対して反省や刑罰で対処することは誤りである。わが国では，薬物事犯者に対して「犯罪者」という視点のみで対応され，「病者」であるという認識に欠けていた。そのため，覚せい剤事犯者の裁判において，「被告の覚せい剤に対する依存はきわめて重度である。したがって厳しく処さなければならない」という，耳を疑うような判決を言い渡されることになる。

　このように，薬物犯罪に対して厳罰主義一辺倒で対処してきたわが国にとって，この制度が施行されたことは画期的と言ってよいであろう。ただし，

この制度の成否は社会の受け皿がどれだけ準備できるかにかかっている。

保護観察所が中心になって必要な対応を行うが，保護観察所の対応だけで薬物が止められるわけではない。さらに，医療の受け皿である精神科医療機関は，この制度に全く関心を示していない。そもそも，わが国の薬物依存症専門医療機関は，全国に10カ所程度しかない状況で何ができるのか。平成26年度に保護観察対象となった薬物事犯者のうち，医療機関で治療を受けている者は207人に過ぎない。

筆者は，一般精神科医が，外来診療で最低限提供できる標準化した医療サービスを，「誰にでもできる薬物依存症外来治療パッケージ」として提案している。「薬物を止めさせる」のではなく，社会生活における生きにくさに寄り添った対応を行うだけで十分有効であると考えている。さらに，先に述べたように，治療関係が良好に保たれていれば，外来治療を続けていけるだけでも回復に向かうことが期待できる。精神科医療機関の積極的対応が望まれる。

また，地域でのコーディネーター役を期待されている精神保健福祉センターも，新たな財政的・人的支援がなければ，とても対応できる余裕はない。自立準備施設として期待されるDARCも対応は一律ではない。さらに，更生保護施設，福祉事務所，保健所なども負担が大きくなることが予想される。

要するに，この制度は覚せい剤事犯者，つまり覚せい剤依存症者に対する国の対応の方針転換として評価できるが，地域の受け皿が整備されなければ，結局は再犯防止につながるどころか，再逮捕による服役の長期化に向かう可能性がある。すでに，刑の一部執行猶予制度に則った判決が出始めている。この制度の行方は，薬物事犯者が出所し始める平成30年ころまでに，地域に支援体制を構築できるか否かにかかっていると言えよう。支援体制が構築できれば，服役した薬物事犯者のみならず，あらゆる薬物依存症患者に対する回復支援が発展するであろう。

長年にわたり動きのなかった薬物依存症回復支援が動き出す。司法サイド（法務省）から動き出したこの動きに，医療・福祉サイド（厚労省）が対応できるか否か，が問われている。この制度が，わが国の貧困な薬物依存症回復支援の発展の起爆剤となることを期待したい。

9. 誰にでもできる覚せい剤依存症外来治療パッケージ

　現在，わが国の薬物依存症の専門医療機関は10施設程度しかなく，アルコール依存症のそれに比較して圧倒的に少なく，まったく需要を満たしていない。薬物依存症に関しては，まさに無医村的状況が続いていると言っても過言ではない。薬物依存症の治療の場をいかに確保するかが，重要かつ緊急の問題である。

　2016年6月に刑の一部執行猶予制度が施行された。執行猶予期間に保護観察所が治療的対応をするとしても，地域の受け皿がなければ制度自体が意味をなさない。一般精神科医が外来通院を受け入れるだけでも有効性が期待できる。ただし，どのような対応をすればいいのかわからない，暴力的になるのではないか，パーソナリティ障害合併例が多い，という不安が治療の受け入れを拒んでいる。

　このような状況で，覚せい剤依存症患者の外来診療を広く行ってもらえるための標準治療パッケージについて提案したい。

① 初診時：

　40〜60分程度をかけて治療関係づくり次回の外来へのつなぎを行う。良好な関係ができれば，治療はスムーズになり，次回からはそれほど時間をかけなくてもよくなる。初回の診察がとても重要である。前述の「ようこ

そ外来」の原則が基本となる。

①初めから陰性感情・忌避感情を持たない。

②覚せい剤患者の受診を心から歓迎する。

③来院の目的・主訴を確認する。

④覚せい剤の使用や所持は通報しないことを保障する。

⑤本人が問題に感じていることを聴取する。

⑥本人がどうしたいかに焦点を当てた治療目標・計画を立てる。

⑦覚せい剤依存症について説明する。

⑧外来モニタリング手帳（LIFE-noteなど）をつけてもらうように促す。

⑨依存症の元にある人間関係の問題に関心を持ってもらう。LIFE-recovery などの小冊子を使うと伝わりやすい。

⑩必要であれば随伴する症状に合わせた適切な処方を行う。その際には，処方薬依存を作らないように，ベンゾジアゼピン系，バルビツール酸系薬剤の処方には注意する。

⑪外来を正直な思いを話してもらえる場とするよう提案する。

⑫通院を続けてもらいたい旨を伝える。

⑬積極的に回復を望む患者にはダルク，自助グループ（NA），SMARPP などを紹介する。

⑭家族には労をねぎらい，家族会や家族のグループを案内する。依存症に関する情報提供を行う。

② 再診時：

10〜15分程度で次につながるように配慮する。

①再度の来院を心から喜ぶ。

②前回からどのように過ごしたかを聞き取る。

③良かった点を捜してでも見つけて伝える。

④患者が問題に感じた点を聞き取る。

⑤その問題にどのように対処するかを本人の言葉で話してもらう。

⑥次回の受診時に計画が実行できたか否かを報告してもらう。

⑦次回も来てほしいという思いを必ず伝える。

③ 対応の留意点：

①来院を歓迎している雰囲気を全スタッフで伝えていく。

②予定通り来院できなくても責めない。覚せい剤使用が続いている場合や，止めて間もない場合は，予定通りに来院することがいかに大変であるかを知っておく。

③覚せい剤の再使用の報告があった場合は，責めずに正直に話してもらえたことを評価する。

④断薬よりも信頼関係を築くことを最優先する。

⑤リスクの高い行動には懸念を示す。

⑥問題の解決策は本人に考えてもらうことを基本とする。

⑦介入ツール，ホームワーク，情報提供，良い変化などへの褒め言葉，握手などを組み込んで，診察時間が短くても意味のある時間になるよう心掛ける。

「ようこそ」と笑顔で迎え入れる態度を持てれば十分に治療的である。加えてツールの活用や対応のコツがわかれば治療が楽しくなる。覚せい剤使用を止めさせるのではなく，信頼関係を築いていくために正直に誠実に対応を続けていくことが重要である。診察は温かい心の通ったものであることが望ましい。

おわりに

　覚せい剤依存症の外来では，「覚せい剤を使用したか否か」，に焦点を当てるのではなく，本人が「困っていること」に焦点を当て，気分障害や不安障害などの精神疾患への対応と同様に，日常生活を支障なく過ごせることを優先した対応が望まれる。「覚せい剤を使わないように！」と指示・強要せず，通院を続けてもらえるように配慮し，薬物の再使用があっても決して責めずに，正直に話してくれたことを評価する。そして，再使用を繰り返さないために必要な対処法を一緒に考える。答えを初めから伝えるよりも本人に考えてもらう。これとは別に，回復のために必要な知識や情報を折に触れて提供する。

　再使用によって自分を責めないこと，自信をなくさないこと，自暴自棄にならないことを支持し，孤立させずに寄り添う。治療意欲を維持できるように支援しつつ，この機会に自助グループやDARCへの参加，SMARPPなどへの参加（当センターではLIFE）を提案することも一法である。

　断薬が続かなくても，治療につながっていれば止められるようになることを知っておくと，治療者は余裕を持って対応できる。治療者が，患者にいい変化が得られず結果を焦ることのないように留意しておく。

10. DARCと自助グループ（NA）について

① NAについて

　NA（Narcotics Anonymous）は，1953年に米国で誕生した薬物依存症患者の自助グループであり，世界129カ国で，週に62,000カ所でミーティングが開かれている。2016年6月現在，日本国内では12エリア182グループ

あり，週に467カ所でミーティングが開かれている。

NAのパンフレットによると，「NAは薬物が深刻な問題となった者たちの非営利的な集まり，いわゆる会である。私たちは回復の道を歩むアディクト（依存者）であり，定期的に集まってお互いがクリーン（素面）でいるよう手助けし合っている。（略）私たちに関心があるのは，あなたは今抱えている問題をどうしたいと思っているのか，私たちはそれをどうやって手助けできるのかということだけだ」としている。メンバーになるための制約は一切なく，入会金も会費もなく，経費はメンバーからの少額の献金で賄われる。12のステップに基づいて回復を進めるが，その原理は，問題があることを認める，助けを求める，徹底的に自己分析を行う，信頼できる人に自分のことを打ち明ける，傷つけた人に埋め合わせをする，回復を望んでいる薬物依存者の手助けをする，となる。

わが国では，主に大都市圏でミーティングが開かれていたが，DARCが全国に展開されるようになり，それと共に地方にもNAが広がっている。

② DARCについて

a. DARCとは

DARCは，1985年に始まる薬物依存症患者を対象とした民間リハビリテーション施設である。NAの12ステップが提案する方法に沿って，薬物を使わずに生きる方法を身につけることを目指す。国や自治体，医療機関が一向に薬物依存症患者の支援に動かない状況で，薬物依存症患者自らが回復する場として誕生した。

1985年の東京DARCのハウスがスタートして以来，1986年に同デイケアセンター，1989年名古屋DARC，1990年横浜DARC，女性ハウス，1993年大阪DARC，茨城DARC，1994年沖縄DARC，1995年九州DARC，宮崎DARC，1996年高知DARC，仙台DARC，日本DARC，1997年北九州

DARC，大分DARC，1999年三重DARC，磐梯DARC，鹿島DARC，2000年長崎DARCと次々と誕生していった。現在，全国に約80カ所の施設があり，約850名の利用者がある。

　DARCは組織化されていないことが特徴であり，各施設は独立した運営をしている。たとえていえば，それぞれのDARCは「個人商店」のようなものである。DARCで回復プログラムを受けて回復した者であれば，DARCを立ち上げることは可能である。いきおい，DARCを運営する施設長は薬物依存症患者本人であり回復のモデルでもある。スタッフもほとんどが薬物依存症患者本人である。回復者の経験が新たに回復を目指すメンバーへと引き継がれていく。

b. DARC が存在することの意義

　このようにDARCが全国に広がった背景には，薬物依存症の回復支援の必要性の高さと，地域での受け皿がDARCしかないという貧困な薬物行政がある。医療機関が未だに薬物依存症の診療を引き受けない状況で，DARCはその主体性を保ち，医療の一部に組み込まれることなく発展してきた。そして，現在は社会における薬物依存症の回復支援の場として，重要な役割をはたしている。

　回復は医療機関の中では見られない。社会の中で，DARCの中で，回復は生まれている。薬物依存症患者の総数から見れば，DARCを利用して回復する者の数は限られているが，DARCが社会へ発信している回復の希望は小さくはない。DARCがあったからこそ薬物依存症の回復支援が維持され，回復という姿を社会に見せることが可能になったと言えよう。

　DARCでは，助けられるだけではなく，自分も助ける側になることができる。援助される側にいる「障害者」から，自ら「支援者」としての役割を持つようになる。支援者の立場になったとき，自らの失敗の連続であった過去の経験が意味を成してくる。薬物依存症に罹患して多くの大切なも

のを失った状態から，回復を信じられるようにまでなった自分を，肯定的に受け入れられるようになる。このことが，彼らの自尊心・自己効力感を育てる。こうして生きていく自分の価値を信じられ希望が生まれるのであろう。

　また，DARCでは，同じ依存症者だからこそ共感できる強みがある。「誰が」治療を行うかが，「どんな」治療を行うかより重要であることは，第I部で述べた。「共感性の高い」「偏見や陰性感情から解放された」治療者・支援者が，適切な治療を行えば，必ず回復は見えてくる。DARCでの回復支援が，これを証明している。DARCスタッフやメンバーが，依存症である自分のことを理解してくれる人たちであると感じられれば，「仲間」と思えるようになる。そして，そこに仲間と関わり続けられると「居場所」にできるようになる。つまり，「安心できる仲間」と「安全な居場所」があって人は回復する。DARCはこれを実現する場である。ここにDARCの存在意義があると言えよう。

　ただし，患者に対して，DARCに行くように促せば行くというものではない。彼らが，素面で集団の中に留まることは容易ではない。ミーティングで自分のことを話すことに強い抵抗・拒否感がある。多くは，DARCは「自分には合わない」「行かなくても大丈夫」「まだあそこへ行くほどひどくはない」などと訴え拒否する。これまでは，引き受ける家族がないか，あっても受け入れを拒否された依存症者が，仕方なく入所することが常であった。断薬の動機も低いまま，行き場がないためにやむを得ず入所するところ，という印象が強かった。当然，依存症としては重症である例が多い。さらには，若くから薬物使用してきたため，当たり前の社会性，生活能力を身に着けておらず，適切な支援を受ける機会もないまま，生きにくさを抱えてきた例がほとんどであった。

　このような回復困難例がDARCを転々としながらも，回復するということは「奇跡」と言ってもいい。回復していく例もあれば，一方で服役を繰

り返したり，慢性精神病となって精神科病院への入院を繰り返したり，自殺や事故により命を落としたりする例もある。だからこそ，回復したときの喜びは大きなものとなる。回復者には，かならず共感できる「仲間」がある。人は一人では回復できない。生きていけない。DARCはこの事実を証明していると言えよう。

c. DARCの活動内容

DARCの中心となる活動は，薬物依存症から回復したいという人への支援である。入所して寝食を共にして，午前，午後は施設内でミーティングを行い，夜は施設外のNAミーティングに参加することを基本とする。つまり，1日3回のミーティングに出ること，これをダルクの基本としてきた。現在は，重複障害がありミーティングが適さない患者への対応や，種々の興味の持てるプログラムの導入などもあり，必ずしもミーティング一辺倒ではなくなっている。琉球太鼓や和太鼓，スポーツやレクリエーション，SMARPP，エンカウンターグループ，職業訓練，農作業など，個々のDARCがさまざまなプログラムを実施している。

DARCの施設外の活動としては，薬物乱用防止教室の講師，精神保健福祉センターや保健所の相談員，病院内プログラムへの協力，刑務所内の薬物離脱プログラム講師，保護観察所におけるプログラムなどへの協力，家族会の立ち上げ・支援，学会発表，書籍出版，マスコミ対応など多岐にわたる。

依存症者本人の回復支援が主であるが，それ以外にも相談業務を請け負っている施設もある。さらには，教育・啓発活動にも積極的に取り組んでいる。DARCの担う役割は大きくなっている。

d. DARCへのつなぎ方

　治療関係ができていない状況で，DARCに容易につながるものではない。依存症患者の多くは，自助グループやリハビリ施設などにつながることに抵抗を示す。患者は，集団の決められた枠に入ること，ミーティングで自分の思いを話すことに強いストレスを感じている。彼らはストレスを避ける傾向が強く，新しい取り組みにも消極的である。うまく続けていける自信もない。人との関わり自体に抵抗があるのが普通である。

　したがって，闇雲につなごうとするのではなく，入院中にDARCスタッフと会う機会を設定し，有効性と必要性を伝えつつ，動機づけを進めていくことが大切である。入院中にスタッフと見学参加するだけでもよい。たとえすぐにつながらなくても，強要ではなく提案を続ける。とくに患者が自己流のやり方で失敗したときが転機となる。本人が自助グループやDARCにつながると回復へと動き出す。

　たとえば，外来通院だけで断薬が継続するようになったとしても，その背景にある対人関係の問題に取り組めないと，本当の回復とは言えない。生きにくさを抱えたままであれば，再発のリスクは高い。人に癒やされるようになるためのプログラムの必要性はここにある。

　患者をDARCや自助グループにつなぐために，当センターで実施している方法を以下に示す。

　①患者本人はメッセージで，家族は家族教室で，メンバーやスタッフと接点をもつ。
　②担当看護師やソーシャルワーカーが関わり参加計画をたてる。
　③初回参加は，担当スタッフが同伴する。
　④病棟での集団教育プログラムとは別に，病棟からDARCへ通所するプログラムがある。
　⑤意見交換会などを通して顔の見える連携を維持する。

当センターと埼玉ダルクとの連携については，入所者の入所時外来診察と通院治療の継続，緊急な対応を要する場合の緊急診察・緊急入院受け入れ，処方薬の整理・解毒目的の入院受け入れ，病状評価・病状改善目的の入院受け入れ，埼玉ダルク支援センター「SAYAねっと（埼玉薬物依存ネットワーク）」を通しての情報交換，依存症病棟へのDARCメッセージや薬物家族教室への協力依頼などを行っている。

e. DARCの利点と問題点
DARCの優れたところについては，次のとおりである。

①利用者に対して柔軟な対応ができる。
②スタッフの回復の経験を生かした密接な援助ができる。
③スタッフは利用者に偏見や陰性感情を持ちにくく共感しやすい。
④何度失敗しても回復のチャンスを提供できる。
⑤スタッフによって「回復のモデル」を提示できる。
⑥ネットワークによる「転地療法」が可能である。

一方で，ダルクの問題点については，下記のようなことが指摘されている。

①運営についての財政的な問題。
②運営についての倫理的な問題。
③公的な補助制度の利用の問題。
④スタッフの人材難の問題。
⑤スタッフの研修と資格制度の問題。
⑥スタッフの燃え尽きの問題。
⑦スタッフの雇用の問題。

⑧プログラム後の患者の社会復帰の問題。

⑨精神病性障害など合併例の対応の問題。

⑩処方薬服用者の問題。

　いずれにせよ，わが国の薬物依存からの回復にはDARCしかないのが現状であり，一民間リハビリ施設がわが国の薬物依存の回復支援を一手に担っている。そのため，DARCに過大な期待と負担が集中している。しかし，上記のような問題を抱えており，DARCへの財政的，人的支援が欠かせない状況である。事務手続きの「素人集団」であるDARCが，公的財政支援を受けた時の手続き等の業務が大きな負担となっている。

f. DARCのこれから

　2015年，DARCが誕生して30年を迎えた。数人の「ヤク中」が古い一軒家で生活を始めた当時からすると，その発展はまさに「優良企業」である。ただし，DARCは組織化を否定している。あくまで独立した「個人商店」が緩いつながりをもって独自に活動している。その意味では各施設は自立している。当然，施設長の考えが反映される。同じ薬物依存症でありDARCで回復した「同窓生」が，全国に散らばり，新たに回復を求める薬物依存症患者の手助けをしている。

　先に述べたように，DARCを開くのに一定の評価基準があるわけではない。DARCプログラムで回復した者であれば，施設を開くことは可能である。各DARCが開催するフォーラムやセミナーを通したスタッフ交流はあるものの，個々のDARCの活動の実態は，必ずしも他のDARC関係者に把握されているとは限らない。各施設を監視・コントロールする体制はない。運営の財政的問題，倫理的問題にリスクを抱えている施設もある。DARCは，30年の間に施設の数が増え，社会に存在と必要性が認知され，公的な支援を受けるところも増え，薬物依存症患者の社会での回復支援の

受け皿の中心として認められるようになった。それと共に，社会的責任も大きくなっている。

　一方で，薬物依存症患者自身にも変化が起きている。「暴力団関係者で強面（こわもて）の覚せい剤依存症者」というかつての典型例から，多様性が顕著となっており，使用薬物もまちまちである。合併する精神疾患によりミーティングが適さない例も少なくない。そのためにスタッフの精神科的知識も必要になる。DARCの活動当初から回復支援に関わっている施設長たちは，昔のやり方や経験が通用しなくなっていると嘆く。患者の多様性に合わせて支援も多様化せざるを得なくなっている。

　このような状況で，DARCはどこへ向かうのであろうか。刑の一部執行猶予制度とどのように関わっていくのかも課題である。その対応は一律ではない。また，薬物依存症のみではなく，アルコール依存症，ギャンブル依存症を対象とする施設も増えている。とすると，どこまでがDARCで，どこからがDARCでないのか。この「何でもあり」がDARCらしさでもあるのだが，不透明であることは否めない。

　「管理」とは相いれないのがDARCである。それが強みでもあり弱みでもある。どこかのDARCが不祥事を起こした場合，社会はすべてのDARCの問題としてみるであろう。「個人商店」の問題とは捉えられず，DARC全体に批判が広がることは明らかである。健全経営の施設と，必要な条件を満たしているとは言えない施設とがあり，DARCはまさに玉石混合である。しかし，DARCのポリシーとして，ダメなところを批判したり排除したりすることは馴染まない。これは薬物依存症患者の対応と同じである。そうはいっても堅実に活動している施設は，不安を隠さない。そんなジレンマを抱えていることも事実である。

　DARCのこれまでの活動は，他に類を見ない貴重なものである。そして，わが国の薬物依存症患者に希望と生きる力を与え，回復を支援してきた。その実績と経験は十分尊重されるべきものである。今後，DARCへの期待

はこれまで以上に大きくなっていくことが予想される。DARCが今後どのように発展していくかが大きな課題である。今，DARCは岐路に立っていると言えよう。

11. 薬物依存症と家族——全国家族調査より——

依存症の治療・回復について，家族を抜きにして語ることはできない。わが国の依存症治療・支援が遅れていることが，そのまま家族への負担を増大させる要因になっている。家族が元気になり余裕を持って対応できるようになると，患者は回復に向かい始めることが多い。

筆者らは，2008年に薬物問題を持つ家族を対象としたアンケート調査を全国規模で実施し，薬物家族からは553名（回収率は42.6％）の方から協力を得られた。主な使用薬物は覚せい剤50.8％で最も多く，51.8％が既に断薬をしており，刑務所入所などで薬物が使えない状態が18.6％で，薬物使用中は11.0％に過ぎなかった。当事者が薬物を使用していない家族からの回答が過半数であった。家族が薬物問題に初めて気づいたときの当事者の平均年齢は，22.8±8.4歳であり，家族が薬物問題で初めて相談した時の当事者の平均年齢は，25.8±9.1歳で，薬物問題に気付いて相談するまでに約3年間のギャップがあった。

家族が薬物相談をする上での困難として，複数回答で挙げた理由の第一は「情報の不足」80％，次が「相談すべき医療機関・相談機関の不足」67％であった。薬物問題の相談に関する情報が不足し，やっと情報を得てもその機関・施設が手軽に利用できる状況にない。三番目の困難として「薬物問題への偏見・世間体」60％が挙げられた。

最近の家族のストレスの状態を測定するためにGHQ（General Health Questionnaire）の12項目版（以下GHQ-12）を用いた。12項目版のカッ

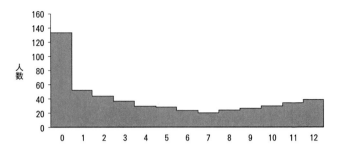

- 薬物家族のGHQ12は3点以上の強いストレス状態が，54.7％。全体の平均点は4.5± 4.2であり，高いストレスの集団といえる。
- 10点以上の極端に精神健康状態が悪い群が19.6％存在するが，これは診療をうけるレベルである可能性がある。

（森田展彰先生作成）

図13

トオフ点は，2/3点とされており，3点以上の場合，高いストレス状態であると言える。GHQ得点3点以上で強いストレス状態にある人が54.7％を占めており，10点以上の重篤な状態の人が19.7％存在した。家族全体の平均点は4.5で，非常に高いストレス状態の集団と言える（図13）。

家族会参加期間とGHQ得点の関連では図14の通りであった。参加期間2年以上，半年～2年未満，半年未満に分けてGHQ得点との関連を検証すると，長期の参加期間と低いGHQ得点の関連で有意差が示された。家族グループ利用期間の長い人ほどストレスが軽減している。また，家族グループに長期に参加することが不適切な対応を減少させ，望ましい対応ができるようになることが明らかとなっている（図15）。

家族の要望について，表1に示す。ほとんどの項目で要望が高いということは，ほとんど何も支援が行われていないことを示している。これを見ても，薬物の家族に対する社会的支援はまったく不十分なために，家族が過大な負担を強いられていることが推測される。その中で，最も要望が高

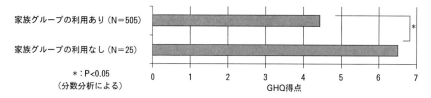

家族グループ利用の有無とGHQ得点

家族グループの利用あり（N＝505）

家族グループの利用なし（N＝25）

＊：P<0.05
（分数分析による）

GHQ得点

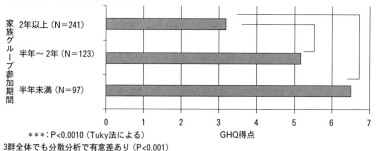

家族グループ参加期間とGHQ得点

家族グループ参加期間

2年以上（N＝241）

半年～2年（N＝123）

半年未満（N＝97）

＊＊＊：P<0.0010（Tuky法による）
3群全体でも分散分析で有意差あり（P<0.001）

GHQ得点

（森田展彰先生作成）

図14

い項目が，「薬物依存症の偏見を減らす社会的アピール」である。薬物依存症が病気であるという認識がなされず，患者は「病者」ではなく，多くは「犯罪者」とのみ見られる現状では，家族は単に犯罪者の家族でしかなく，支援の対象とは考えられず放置されることになる。さらには，家族が世間からも身内からも責められる対象になることも稀ではない。家族は孤立し，疲弊し，患者以上に困難な状況で病に伏すことになってしまう。

　逆に，家族支援が十分に行われることで，患者の回復にもつながることが少なくない。家族への支援が患者自身の支援となり，両者を支援する体制の構築へと広げていくことが求められる。依存症からの回復には，十分

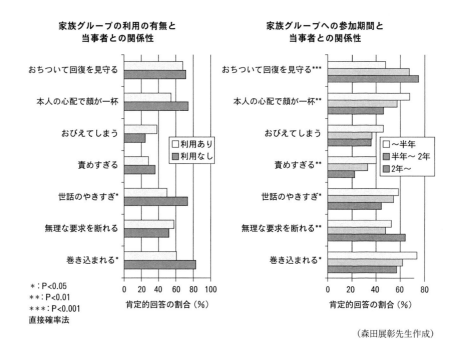

（森田展彰先生作成）

図15

　な心の通った支援が必要である。回復に必要なものは，こき下ろしや刑罰
でないことは先に述べた。

　薬物依存症患者とその家族が，当たり前に支援を受けられる社会が求め
られる。問題があっても排除したり無視したり非難したりする社会ではな
く，問題にきちんと向き合って解決しようとする社会こそが成熟した社会
であろう。

　家族について，ここでは多くは触れないが，以上の実態調査から，依存
症者の回復のためにも，家族がグループにつながり孤立せずにストレス状
態を改善していくことが大切であることを強調しておきたい。

表1　薬物家族が求めていること

①依存症が病気であることを示し，偏見をなくすこと	（74%）
②相談機関・治療機関の情報提供	（70%）
③当事者に対する就労支援サービス	（69%）
④医療機関が積極的に治療に取り組むこと	（68%）
⑤ダルクの運営に対する公的な経済援助	（68%）
⑥治療共同体の設立支援	（66%）
⑦刑務所出所後の社会復帰支援体制	（62%）
⑧薬物依存症の家族会への経済的援助	（61%）
⑨病院や公的機関における家族支援活動の普及と充実	（60%）

　この世で最も不幸な家族は，依存症者のいる家族である。

　この世で最も幸福な家族は，依存症から回復した人と共にある家族である。

12.　学校教育と薬物乱用防止対策——依存症臨床の視点から——

　わが国で，「依存症」として治療の対象とされるものとして，アルコール依存症，薬物依存症がある。最近は，ギャンブル依存やインターネット依存の外来も誕生している。依存症に共通した特徴は，「簡単に気分をかえること（酔うこと）にのめり込んでコントロールがつかなくなり，問題が起きても修正できなくなっていくこと」である。そして，依存症の問題が続いている間は，精神的な成長が止まり，ストレスに弱くなっていく。さらには，生きていく上で大切なものを次々と失うことになる。

　広義の依存症は，「嗜癖」や「アディクション」と呼ばれ，「コントロールできない悪い習慣」の意味で使われる。未成年者が陥りやすい依存症（ア

ディクション）として，物質では，アルコール，タバコ，ガスパン，大麻，シンナー，覚せい剤，危険ドラッグなど，行動では，暴力，いじめ，万引き，自傷行為，過食嘔吐，性行為，ゲーム，携帯，インターネットなど，人間関係では，いじめ，家庭内暴力，過保護，過干渉などの支配的な関係があげられる。

　薬物依存症，アルコール依存症の患者と接する臨床の立場から，未成年者の喫煙・飲酒・薬物乱用はなぜいけないのか，そして，その背景にある問題と望ましい防止対策について述べたい。

① 未成年の喫煙，飲酒，薬物乱用による影響

　未成年の喫煙，飲酒，薬物乱用により，まずは，「身体的影響」が考えられる。早期からの物質乱用・常用は，飲酒による肝臓，膵臓，性腺機能，脳などの障害，喫煙による癌，虚血性心疾患，慢性閉塞性肺疾患などの例をあげるまでもなく深刻な健康問題を引き起こす。さらに，「精神的影響」として，学習意欲の低下，将来への夢・目標の喪失，精神的成長の停止，性格変化，依存症の若年発症などがあり，「社会的影響」として，学校問題，職業問題，家族問題，金銭問題，非行問題，不慮の事故などがある。

　精神・心理・臓器の未発達な未成年の物質乱用は，容易に健康障害を引き起こし依存も形成してしまう。また，日常生活に満足できていないこと，対人関係の問題の存在，危険なグループへの接近，他の危険な薬物への広がり，犯罪行為の危険性などと関連がある可能性が高い。問題解決能力が十分ではない若年者が，酔うことを覚えると容易に溺れてしまう。若いうちから，「物質に酔って気分を変えること」を覚えると，「問題に向き合い解決する」という精神的成長に不可欠なプロセスを放棄したことになる。この影響の深刻さは計り知れない。

② 飲酒，喫煙，薬物乱用を起こす生徒の背景にあるもの

　それでは，どのようにして防止対策を進めればよいのか。「有害だからダメ！」を聞き入れる生徒は，初めから飲酒や喫煙，薬物乱用には向かわない。「ダメ！」だから接近する生徒をどうするかが重要である。彼らを排除した防止対策では片手落ちである。ハイリスクである彼らに対してこそ丁寧な関わりが必要とされる。

　どうして，「ダメ！」だから手を出すのだろうか。若者特有の好奇心，怖いもの見たさ，大人に対する不信感，自分を受け入れない大人や社会への反発，自尊感情の低さ，日常生活への不満，夢・希望の喪失，「ワル志向」とツッパリ，「有害だからこそ試したい」自傷行為，大人よりも「仲間」を優先する傾向などが考えられよう。

　飲酒，喫煙，薬物問題を起こす生徒は，「自分は親から受け入れられていない」と感じている場合が多く，「親からさえ受け入れられない自分を他人が受け入れてくれるはずがない」と誤解している。彼らは自信を持てず，人を信用できず，自分を大切にできない。このような生徒に頭ごなしに「ダメ！」と言っても受け入れられず，反発するのは当然である。

③ 依存症臨床の視点から見えてくる喫煙，飲酒，薬物乱用対策

　それでは，どのような対応が望ましいのであろうか。何よりもまず，生徒の存在・価値を大人が認めてあげること，信頼関係を築いていくことが優先される。実は，彼らはそれを強く望んでいる。このことを把握した上での対応が求められる。

　このような対応は，実は依存症者の治療的対応そのものでもある。患者に頭ごなしに「ダメ！」といってよくなるものではない。むしろ反発して悪化する。まず，信頼関係を築いた上で動機づけを進めていくこと，その

際には，患者の良いところ良い変化を積極的にみつけて指摘していく態度が必要である。信頼関係のないままに頭ごなしに「ダメ！」と繰り返しても，思いは伝わらない。有効性に科学的根拠のある依存症治療の手法が，未成年者の飲酒，喫煙，薬物乱用の予防にも有効であると考える。

　生徒は，人の中にあって安心して正直な気持ちを言えないと，人に癒されることができない。彼らの物質使用障害は「人に癒やされず生きにくさを抱えた人の孤独な自己治療の試み」として捉えることが必要である。人に助けを求められないと，生徒は自己完結的に気分を変えることによって癒しを求める。生徒が孤立するとき，人に助けを求められない時，現実逃避のために多用されるのがアルコールであり薬物である。

　重要なことは，正直な気持ちを安心して話せる相手がいること，信頼できる仲間・大人・家族がいること，安心できる安全な居場所があることである。このことが，未成年の喫煙・飲酒・薬物乱用問題の最大の予防であると考える。私たち大人が彼らに対して正直であること，生徒たちから信頼される存在であるように努めることを前提として，以下の点に留意することを提案したい（表2）。

　未成年の喫煙・飲酒問題は，「違法薬物乱用」の問題として捉える必要がある。身体的な問題も大切であるが，精神的な問題はより深刻である。それは，放置しておくと対人関係の問題を初めとして，生きていく上で深刻な問題に発展していく危険性があるからである。また，若くして物質乱用を開始した場合，依存症になりやすいことも実証されている。軽い好奇心や仲間内の遊びであっても，心の中に問題を潜ませている生徒は，依存性物質の「酔い」を経験すると，その「酔い」にはまり易く問題を増悪させていく。彼らは「生きにくさ」を抱えているからである。

　未成年の喫煙・飲酒・薬物乱用を増悪させる最大の原因は，援助者である大人の彼らに対する陰性感情・忌避感情ではないだろうか。とすると，有効な対策とは，大人の援助者が彼らに対して「敬意を持って誠実にひと

表2 未成年の飲酒・喫煙・薬物を防ぐための対応

1. 生徒ひとりひとりに敬意をもってきちんと向き合う。
2. 生徒のよいところを積極的にみつけて伝える。
3. 生徒の自尊感情を育てる対応を心がける。
4. 生徒を選ばない，見捨てない，あきらめない。
5. 生徒をコントロールしようとしない。
6. 生徒にルールを守らせることにとらわれすぎない。
7. 生徒から相談できたことを評価し真摯に受け止める。
8. 生徒に過大な期待をせず，長い目で成長を見守る。
9. 生徒に明るく安心できる場を提供する。
10. 生徒の自立を促す関わりを心がける．
   ＊私たち大人が彼らに対して正直で誠実であること！

りの尊厳ある人間としてきちんと向き合うこと」に他ならない。彼らを排除するのではなく，覚悟して真剣に受け入れるというスタンスこそが求められる。彼らに必要なのは懲らしめや排除ではなく，心の通った適切な支援である。そして，小手先の対策が通用しないことは依存症臨床とまったく同じである。一人一人の援助者が，生徒の信頼に足る存在であることが重要となる。アルコールや薬物に酔うこと以上に，人に受け入れられることの喜びを教えられるか否かにかかっているのではないだろうか。

　信頼関係のないところで相手を「変えよう，正そう」とすることは，それが良心からであったとしても，「支配」であり「コントロール」である。教育の場面においても，「変えよう，正そう」とする前に信頼関係の構築こそが重要であることを強調したい。信頼関係が築けた時，彼らはこちらの期待した方向に自ら動こうとし始める。「支配」や「コントロール」でひとは育たない，成長しない。彼らが学ぶべき大切なことは，信頼関係であり，ひとに癒されるということである。

ひとを信じられるようになると
人に癒やされるようになります。
ひとに癒やされるようになると
薬物に酔う必要はなくなります。
飲酒，喫煙，薬物乱用問題は人間関係の問題です。
依存症患者は健康なひとの中でこそ回復します。
回復とは，信頼関係を築いていくことです。
そして，そのことが最大の予防でもあるのです。

13. 陰性感情・忌避感情から解放されるために必要なこと

① 筆者自身の経験から

　これまで，薬物依存症患者に対して陰性感情・忌避感情を持たずに対応することの必要性・重要性を繰り返し強調してきた。「必要性はわかったけれど，どうしたら陰性感情を持たずに患者に接することができるのか」，としばしば質問される。ここでは，陰性感情を持たないためにはどうすればいいのか，について考えてみたい。

　そもそも，筆者自身が薬物依存症患者に対して陰性感情・忌避感情をもっていた。依存症病棟担当になってもこの思いは変わらなかった。陰性感情から解放されるのに，随分と年月がかかってしまった。当時筆者が受け持った患者には，申し訳ないことをした。この反省から当時を振り返ってみたいと思う。

　20年前当時の薬物依存症患者は，正直，怖くて迫力のある患者が多かった。暴力団関係者の割合も高かった。病棟では，それに負けないように，スタッフが一致団結して患者と闘うという構図がみられた。「指導しよう」「正

してやろう」という思いから，対決があちこちで起きていた。そのような状況で，患者の内面を想像することに欠けていたように思う。彼ら彼女らの心の内に関心が向いていなかった。患者の表面しか見ていなかった。患者自身というよりは，問題行動を防ぐことに重きを置いていたように思う。

　筆者の陰性感情が払拭されたのは，薬物依存症回復者と多く会うようになってからである。個々の患者の内面に関心をもって，「患者の思いを知りたい」と思うようになってからだと思う。それまでは，患者と向き合っておらず半身で構えていた。きちんと向き合うようになって初めて，患者は内面を語ってくれるようになった。そして，薬物依存症患者の苦悩を知った。生きにくさ，不器用さ，人の好さ，憎めなさなどを知った。薬物依存症患者は，支援を必要としている愛すべき人たちであることに気づいた。このように感じてようやく「ようこそ」と心から伝えられるようになり，患者の態度が変わった。治療に来てくれて嬉しいという思いが患者に伝わり，患者はきちんと通院してくれるようになった。そして本音を語ってくれるようになった。すると，患者が当たり前に「当たり前のこと」をすることが，いかに大変であったかを知った。いつも死にたい思いに取りつかれていたことを知った。過去のつらい体験を消すために薬物が必要だった。生きていることさえ大変な患者がいかに多いかを知った。薬物があったから生きてこられた患者も珍しくなかった。人に癒やされずに生きてきた依存症患者の苦悩を知った。

　このような患者が，通院するだけでも大変であることを知り，通院してくれたことを心から歓迎できるようになった。薬物を止める決心をすることだけでも大きな勇気が必要であることを知り，素直に喜べるようになった。患者が正直になっていくこと，患者と信頼関係を築けるようになったことを賞賛できるようになった。

　今は彼ら彼女らが外来に来てくれることが嬉しくて仕方がない。筆者の嬉しい気持ちが患者にも伝わり，外来が和やかな雰囲気になっている。筆

者自身が依存症治療を楽しんでいると言ってもよい。筆者自身が多くの患者と癒し癒やされている毎日を楽しんでいる。信頼関係とは，一方が提供するものではなく双方向性のものである。ここに依存症治療・支援の醍醐味があると考えている。

② 治療者・援助者が陰性感情・忌避感情を持たないために必要なこと

以上の筆者の経験から，薬物依存症患者に陰性感情を持たないために必要なことを箇条書きにする。項目に分けると，「病気の理解」「患者の理解と対応」「回復者との接点」「治療者・支援者の健康維持」「回復の喜び」「対応の振り返り」などとなる。

何より，望ましい対応を心がけて治療している経過で，患者が正直な話をしてくれるようになり，信頼関係が構築でき，回復の姿が見えてきたとき，つまり治療がうまくいったときに陰性感情は軽減する。回復はそれに関わる人も癒してくれる。人が変われることを実感できたとき，信じられるようになったときに，薬物依存症患者に対する陰性感情・忌避感情は消えているはずである。

薬物依存症患者は，「治療や支援を必要とする孤独で生きにくい人たち」であること理解できると，彼ら彼女らの行動の意味が理解できるようになる。そして，回復者に会うと，回復を信じられるようになる。「薬物依存症患者を自分が診る」という覚悟を持てるかどうかが治療者に問われていると感じている。

〈病気の理解〉
①薬物依存症について知る。
②薬物依存症は「病気」であることを理解する。
③陰性感情につながる依存症の特徴について知る。

④「薬物渇望期」について理解する。

〈患者の理解と対応〉
⑤患者の思いについて理解しようとする。
⑥依存症の「6つの特徴」を念頭に置いた対応を心がける。
⑦患者を無理に変えようとしない，対決しない，燃え尽きない。

〈回復者との接点〉
⑧薬物依存症の回復者に会い話を聞く。
⑨DARCやNAのフォーラムやセミナーに参加する。

〈治療者・支援者の健康維持〉
⑩セルフケアに心がけ余裕をもって患者対応できるようにする。
⑪治療者が孤立せずスーパーバイズを受けられるようにしておく。

〈回復の喜び〉
⑫患者と気持ちが通じて信頼関係を築けると楽しくなる。
⑬患者が回復すると嬉しくなる。
⑭回復が進む患者と接することで治療者・支援者も癒される。

〈対応の振り返り〉
⑮陰性感情が払拭できないときは自らの対応を振り返る。

第IV部

患者と家族への
メッセージ

ここでは，筆者が日常の臨床場面で薬物依存症患者が口にした印象に残る言葉を集めてみた。これをひとつひとつ読んでもらうと薬物依存症のイメージが浮かぶとの思いから，本書に掲載させていただいた。彼ら彼女らの心の内が正直に語られている貴重なメッセージである。

　また，以前に実施した家族調査の自由記載に書き込まれたご家族の声も掲載させていただいた。「家族が望むこと」のテーマで述べてもらった内容である。家族の苦悩と切実な訴えが心を打つ。筆者が，「薬物依存症にきちんと向き合わなければならない」，と決心するきっかけとなった思い出深いメッセージである。

　臨床現場を離れて，外で出会った回復者の言葉のひとつひとつも深く心に響いてくる。個別に語られたり，セミナーで語られたりした回復者・ダルクの施設長らの経験に基づいた印象深い言葉を集めた。この短文のなかに，「依存症の回復支援に何が必要であるか」がみごとに表現されている。

　薬物依存症の真実を知ろうとするのであれば，患者さん本人やご家族の生の声に触れることがもっとも適切であると考えている。薬物依存症の治療・回復支援は，「当事者中心」でなければいけない。これらの言葉が耳に入らないで適切な治療や回復支援ができるとは思えない。「支援に携わる者は，常に当事者から離れてはならない」と改めて感じている。今でもついつい忘れてしまいがちな筆者自身への戒めでもある。

　最後に，筆者がこれまでの経験の中から実感した思いを綴らせていただいた。先の当事者やご家族の思いに比べると，迫力に欠けることは致し方ないが，多くの薬物依存症の患者さんから受け取った思いから自分なりに感じたことを掲載したものである。

① 患者からのメッセージ

- 幸せじゃないから（薬物を）使っているの。

- 寂しすぎてどうにもならない。

- シャブやらない。シャブやると悲しくなっちゃうから。いつも使って泣いてばかりいるの。

- ピアスあけるのと同じ感じで死にたくなる。

- お腹がいっぱいでないと不安でしょうがない。さみしくてご飯食べちゃう。

- 覚せい剤以外，食べるか，寝るかしかない。他のこと全部嫌いだから。

- 私の生き方そのものが自傷行為みたいなものです。

- 薬物やめたら死にたくなっちゃう。薬物やめて孤独だったら死んでしまう。薬物やめて仲間ができたから幸せを感じている。

- 俺は本当は弱い人間なんです。どうしようもなく弱いんです。

- 落ち着いちゃうと不安になる。何かやっていないと安心できない。

- 煙のように消えられたらいいのに。

- 売人に「これ以上私を苦しめないでください」って泣いてお願いした。

- 人から幸せをもらえるとは思っていない。だから薬を集めている。

- 人が離れていくのが恐怖。だからしがみつくか，先に離れるしかないの。

- この世でひとつだけ願いがかなうなら，お母さんにギュッと抱きしめてほしい。

- 薬物があったから生きてこられた。薬物がなかったらとっくに死んでいたと思う。

- 人は裏切るけど薬物は裏切らないと思っていた。でも薬物にも裏切られた。

- 薬物は最初はいいけれどだんだん効かなくなって，最後には変な症状ばかり出てくるのに止められない。結局は詐欺に引っかかったようなものだと思う。

- 私は汚れている。もう終わっている。そんな気持ちを感じなくしてくれたのが薬物なんです。

- 薬物を使うと楽になれるけど，薬物を使っていると苦しくなる。

- 自分がどんどんダメになっていくのがわかるんだけど，どうにもならない。

- 薬物を使うか死ぬかしかない。いまは生きるために使っている。それでもだんだん死にたくなっている。

- こんなこと，これまで誰にも言えなかった。誰にも言ってはいけないと思っていた。
- 人とつながって，自分は生きているんだと初めて感じられた気がする。
- 僕はずっと孤独だった。誰ともつながれないと思っていた。でも僕でもつながれるんですね。
- これまでいいことは何にもなかったけど，今は幸せかもしれない。幸せってよくわからないけど，今がそうかもしれないと思う。
- うつ，リスカ，OD，飛び降り，首つり，暴行，虐待，レイプ，売春，みんな裏切りばっかり，ひどいものだった。とても人に言えたものではないけど，私よく頑張ったと思う。
- 「つらかったね。でもよく生きてきたね」と言われて涙が止まらなくなった。誰かにこんな気持ち，わかって欲しかったんだと思う。でも自分からは絶対言えなかった。
- 薬物は止まっているけど，つらくて仕方がない。薬物やるとまた見捨てられると思うと怖くて仕方がない。
- 薬物は使ってもつらい。やめてもつらい。どうしようもない。
- 薬物を使っている時だけ生きている感じがしていた。
- 本当は自分は気が小さくて周りが怖かった。だから強いふりして覚せい剤バンバン使って気づかれないように突っ張らないといられなかった。でも，もう疲れました。
- クスリが切れたときのさみしさが半端ないからまたクスリ使うしかない。
- 居場所があって仲間がいて，お金はないけど幸せかなって思う。
- 自分は家族なんか持てないと思っていた。いま子どもがふたりいます。薬物やめて人生変わりました。変われるとは思っていなかったのに。
- 立派な人ばかりに囲まれていたら息が詰まっていた。自分よりダメな奴らがいたから安心できた。ここにいてもいいんだって思えた。
- どんなに裏切っても仲間は迎えてくれた。こんな自分にどうして優しくしてくれるのかわからなかった。今は素直に感謝しています。
- 薬物やめられないのに，母は止めろと言わずにいつも明るかった。母の笑顔に

どれだけ救われただろう。最後の命綱が母だった。
- 薬物は大嫌いです。でも大好きです。自分でもよくわからない。

② 家族からのメッセージ（家族の望むこと）

- 薬物依存は病気とわかっていても，身体の病気と同じように人に言うことはできない。一日も早く言えたらと思います。
- 薬物依存症が病気であるということを第一に知ってもらいたい。
- 偏見をなくしてもらいたい。
- 他の家族が「依存症は病気である」と理解できず残念である。
- 入院費，入寮費などの経済的負担が大きく苦しいです。
- ダルクに入寮すると，毎月15〜17万かかるので，とても続きません。1年や2年で終わるようなものではありませんので。あまりにも家族の負担が大きい。
- 国，社会が経済的に援助してもらいたい。
- ダルクに公的な経済援助をしてもらいたい。
- 薬物問題からの回復に，国がもっと本腰を入れて取り組んでほしい。
- 薬物を使わないでいられる期間はダルクでできるかもしれませんが，社会復帰を自立して生活していくためのフォローをどう支えていったらいいか。
- ダルクを出た後の就労支援に力を入れてほしい。
- 振り返ると，一流と言われる医療機関であっても薬物に対する知識のなさに困った。
- 精神病院が，「薬物依存を専門にしていないから」，「薬を抜くだけの入院は治療とは言えないから」と断られるのが現実。
- 病院では「保健所に相談してください」と言われる。保健所では「病院で相談してください」と言われる。
- 多くの精神病院が薬物依存症患者の治療を拒否せず受け入れてほしい。
- 精神科クリニックなどで，薬をただむやみに大量に出すのを規制して欲しい。
- 「薬物はうちでは診ません。他所に行ってください」とだけ言われて，どこへ行けばいいかを教えてもらえなかった。

- 兄弟親戚にも言えず，どうしていいかわからなかった。相談に行ったら通報されるのではないかと不安だった。
- 家族会に行ったら，「ようこそ。よく来られましたね」と言われて涙が出そうになった。これまで，ようこそと言ってもらえるところはどこにもなかった。
- 自分たちが家族会につながれたことが何よりよかったと思う。もし知らなければ，本人を責め続け，無知のあまり本人の自立への道をさらに遠ざけていたと思う。
- 諸外国に遅れている日本の薬物依存症患者の対策を，早く他国と肩を並べていけるようにしてほしい。
- もっと早くにダルクを知っていればと思います。17歳でシンナー補導されたとき，26歳で覚せい剤で逮捕されたとき，30歳で家族への暴力で通報したとき，もっと情報を得られたら対応できたかもしれない。
- 自分自身がつらかった時期が長かったので，なるべく早い時期にきちんとした情報を提供してもらえる場所が必要だと思います。
- やっと相談につながることができたが，親身になってもらえず，私たちの対応が悪いと批判されて悲しかった。どうすればいいのかを教えてほしかった。
- 親も年を取っていきます。親の負担だけでは限界があります。
- 薬物依存症は病気であると国が認めて，治療施設と回復施設を作ってほしい。
- 薬物は止まっていても，この先自立できるかどうか不安です。
- 気楽に相談に伺える機関がない。もし自助グループにつながっても交通費など金銭的にかかってしまう。
- 家族が相談する場所が必要だと思う。家族会に出会い救われた。
- 重い深刻な病を抱えていながら，逆に社会的な差別と偏見にさらされるハンデを負うため社会復帰は難しい。まず，薬物依存症は「病気」と認める社会意識の形成が必要。
- 共依存にならないための勉強や，本人への対応方法，信頼関係の再構築の具体的方法を勉強できる場所がもっと欲しいです。
- 欧米のような社会的サポートもないので，家族の会が中心になって対処していかなければと思っている。
- 今まで普通の社会人として生きてきた人生に突然突き付けられた現実。本人は

自覚なく薬物を手に入れ，自分の意志で止められると思い込み，病気という自覚もなく，ふらふら出歩いて挙動不審で保護され，注意すれば暴言暴力。家族は振り回されてしまう。

- 私たち自身が，子どもの薬物のことを誰にも言えずに孤立していきました。どんどん病んでいったと思います。夫は病に倒れて他界しました。
- 法的な強制力を持って当事者の治療をしてほしい。
- アメリカのドラッグコートのような制度をわが国でも取り入れてほしい。
- 現在は自宅で面倒を見ていますが，将来に対してとても不安です。
- 18年間，息子の薬物のことで悩み続けてきました。何度も騙され暴力を振るわれました。苦しんでいる息子を見て殺してやろうとも思いました。でも今は，そんな息子も仕事につき，結婚して孫もできました。先日，「お袋，ありがとう」と初めて言ってくれました。とても長かったけれど，これでよかったのだと思っています。
- これまで，本人に対してやってはいけないということばかりをやっていました。本人にはかわいそうなことをしました。もっと早くに正しい対応について知りたかった。でも，誰も教えてはくれませんでした。

③ 回復者・ダルク施設長からのメッセージ

- 回復とは，誰かから押しつけられたものではなく，自分がなりたいもの。
- 回復の役に立ったのは，自分の少し前を歩いている人たちだった。
- 周りがわかってくれた人たちだから回復できた。「しっかりしろ。がんばれ。ダメじゃないか」という人たちの中ではだめだったと思う。
- ダルクやAAでは当事者だからこそ共感できる。
- 助けを求めることは，「弱さ」ではなく「強さ」だと知った。
- ダルクでは助けられるだけではない。自分も助ける側になれる。
- 自分の挫折の経験もまんざらでもない。役に立つこともあるんだ。
- ずっと助けられる側だったら嫌になっていたと思う。
- 薬物の前にたいへんなものを背負って生きてきた。薬物さえ取り除けばいいと

いうものではない。

- 「薬物を止めたから何なんだ。自立して働け」と言われることが恐ろしい。
- 薬物により本来の生きにくさが隠されていたと思う。
- ダルクスタッフになってよかったこと，自分の役割が見つかったこと，仲間の中に居られる安心感，仲間の回復を見られる喜び。
- ダルクスタッフになってつらかったこと，それを仕事として認められなかったこと，いつまでも当事者として縛られること，次の役割を見出しにくいこと。
- ダルクは，命をつなげていく，支配しない，失敗しても助けていくところ。
- 社会に出て仕事をしろと言われてもできるわけがない。働けて当たり前と言われると，薬物を止める甲斐がないと思ってしまう。ダルクはマイナスをゼロにするプログラム。
- ダルクで生きるしかなかった。でもダルクがあったから生きてこられた。
- 薬物の裏にどのくらいの問題があるのかを知ってサポートしていくことが必要である。
- ダルクは生きづらい生き方を認められる場になった。
- 薬物依存症患者のニーズは医療だけではない。
- 薬物依存症患者の「生きる」を支援する。
- 本人であること，主体性を持つことを守っていくこと。
- 医療者の過ち。薬物を止めさせなければと勘違いし，止めさせようとしてうまくいかないと，こき下ろして離れていった。そしてさらに傷つけた。
- 精神科医療の中に依存症の回復があってはならない。回復の中に精神科医療がある。回復は地域に受け入れられ地域の中で進めていくものである。
- ダルクやNAでは，薬物依存症患者は「犯罪者」でも「患者」でもなく「仲間」。
- 「仲間」は怒るときは本気で怒る。楽しむときは本気で楽しむ。
- ダルクは回復するための道具と場を提供するところ。
- 動機がなくてもいい。動機は支援の中で育つ。
- ダルクにはダメな奴しかいないから安心できた。助かった。
- 刑務所生活が長いと刑務所の生き方が身につき，立て直すことは大変。生活のスキルを上げないと生活が立ち行かない。刑務所にまた戻ってしまう。刑務所

生活のリハビリが必要。

- 薬物を使うから刑務所に行くのではない。生活していけないから刑務所に戻ることになる。生活の支援が大切である。
- 誰にどう思われようと回復のために大切なことを伝えていきたい。
- 薬物依存症患者は泥から掘り出した芋。集めて洗って泥を落とさないと何芋かもわからない。
- 刑務所から出てくると，依存症は治っていると誤解してしまう。
- 刑務所には動くもので人より早いものはない。色もない。匂いもない。これを理解せずに仕事をしろと言っても無理である。
- 初期の関わりは，好きにやらせて早くつぶす。助けを求めてきたら提案する。問題を早く浮き彫りにすること。
- 誰のために何のために薬物を止めるのかに気づくことは難しく時間がかかる。
- ダルクから仲間を出すとき。「このままではよくならないな」「先に進めないだろうな」と思うがもやもやする。仲間として助けてあげたいが，このまま施設を出た時，二度と会えないかもしれないなと思う。捕まるのはいいが死んでしまったら……。
- NAの12ステップが全てとは思わない。回復のためのひとつの方法だと思う。それにのれない人たちに対してどう興味を持ってもらえるか。もっと楽しくはならないか。オプションもいっぱいあっていいのかなと思っている。
- NAも刑務所に入るようになっている。NAが広がるとダルクの在り方も変わる。外に出ていこう。ダルクは目的ではなく手段だと思う。
- ダルクは希望だらけ。ポンコツが集まってリサイクルされる場所。ダルクは「場」。おもしろい。これに魅かれてやっているだけ。よくなりゃ何でもいい。当事者の味方。
- ダルクの敷居の低さが大事。誰だってスタッフになれる。バリエーションがあるほど可能性はある。アディクトにとっての希望の入口であり続ける。
- ダルク大好き。ダルクで助かった。「仲間との親しさ」をもらったから。この感覚が宝。新しく仲間が来て，その一部に自分がいる。バカ話が好き。楽しい。今は仲間といたいだけ。

- 這い上がれる「場」を提供しているのがダルク。いろんなニーズに答えられるようになって責任も出てきている。ダルクで回復支援を受けていることを，胸を張って言えるようになれればいい。
- ダルクの将来については悲観的です。だからこそメンバーに会って勇気・希望・力をもらっている。ダルクで起きた問題をダルクで解決できない。ダルクは組織ではないから。ダルクで問題が起きて逆風が吹いた場合，「独立している」と言っても言い訳にしか聞こえない。
- ダルクがメジャーになると国税局が入るかもしれない。時代が変わった。ダルクがなくなる日も来るのではないか。職員，利用者も多く抱えている。責任もある。たくさんの人たちの協力が必要。
- 何年か前から危機感を持っている。一緒にやっていける人たちとやっていければ大丈夫だなと思っている。ダルクが生き延びていくためには，孤立しないで分かち合っていく仲間がいれば。続けていけたらなあと思う。
- ダルクの役割は，薬物依存症患者を「孤立させなかったこと」。
- 施設にいる間はいい。問題はダルクを出たあと。ダルクを出てからも依存症のレースは続く。その人と一緒に歩いてくれる伴走者がみつかるか。孤立化させないために，出たあとどうフォローアップしていくかが課題である。
- （薬物を）使いたかったら出て行って，止めたかったら戻っておいで。
- 薬物依存症患者への支援は，「添い寝」である。
- 正直になれれば回復する。

④ 筆者からのメッセージ

- 薬物依存症の治療を困難にしている最大の原因は，治療者の依存症者に対する陰性感情・忌避感情である。
- 今日一日やめることを積み重ねよう。
- 薬物を使って最悪の時を常に忘れないこと！
- 回復途上の恋愛は危険である。依存症者同士の恋愛はなおさら危険である。
- 薬物を使って最高の一日よりも，しらふで最悪の一日の方が価値がある。

- 一日のスケジュールを立て，暇な時間を作らず，予定外の行動は避ける。
- 正直な気持ちを話すことから回復は始まる。
- 人が癒される最も望ましい在り方は，人の中に居て安心感・安全感をもてること，居場所があることである。
- 薬物との結びつきを断ち切れるもの。それが人と人との結びつきである。
- 家族は孤立せずに家族のグループにつながり，ストレス状態を改善していくことが大切である。
- この世で最も不幸な家族は依存症者のいる家族である。
  この世で最も幸福な家族は依存症から回復した人と共にある家族である。
- 薬物使用者が必ずしも依存症になるわけではない。
  薬物依存症患者の薬物使用は，「人に癒やされず生きにくさを抱えた人の孤独な自己治療」と捉えることが最も適切である。
- 薬物依存症患者の多くは，幼少時からの虐待，いじめ，性被害などの誰にも言えない傷を負っていることが驚くほど多い。
- 心を開き正直な気持ちを話せるようになると，人に癒やされるようになる。
  人に癒やされるようになると，薬物に酔う必要はなくなる。
- 治療者・家族は，断薬を強要してはいけない。薬物使用を責めてはいけない。
- 依存症は病気である。懲らしめてよくなる病気はない。病気からの回復には治療・回復支援が必要である。
- うつ病患者が元気がないからと責められることはない。認知症患者が物忘れをするからと責められることはない。やめたいと思ってもやめられないのは依存症の症状である。依存症だけが症状が出たからと言って責められるのはおかしい。
- 薬物依存症の治療は決して特殊なものではなく，特殊にしているのは治療者の意識に他ならない。
- 薬物依存症の治療の成否は，「どの治療を行うか」ではなく，「誰が治療を行うか」によって決まる。「誰が」とは，「共感性が高い治療者」「陰性感情・忌避感情から解放されている治療者」を指す。
- 外来で良好な治療関係を維持できれば，特別なプログラムを持ち合わせていなくても，薬物依存症の予後の改善は期待できる。

- 一般精神科外来で薬物依存症の治療は可能である。
- 多数回服役を繰り返す薬物依存症患者の回復に必要なことは，「安全な環境」「人との信頼関係」「治療の継続」に集約できる。
- 薬物依存症の治療でも，他の疾患の治療と同様に，患者の目的に沿った「患者中心の治療」を徹底することが大切である。
- 薬物依存症の治療に際して，薬物の使用があっても通報しないことを保障して開始するべきである。
- 治療介入ツールは，薬物依存症患者，治療者を治療に引き付ける。
- 治療の継続のために大切な患者からのメッセージ，「楽しいから続く。楽しくなければ誰も来ない」。
- 来院してくれたことを歓迎している雰囲気をスタッフ全員で伝えていく。
- 薬物が止まっていない患者が，約束の日時に来院することがいかに困難であるかを，治療者は理解していなければならない。
- 薬物使用は責めずに正直に話してくれたことを十分評価する。
- 「よく来てくれましたね」「また来てくださいね」のことばを欠かさないように。
- 「ようこそ」と笑顔で迎え入れる態度を持てれば，それだけで十分治療的である。
- 薬物依存症の治療・支援は，温かい心のこもったものであることが大切である。
- 未成年者の薬物乱用防止に大切なことは，正直な気持ちを安心して話せる相手がいること，信頼できる仲間・大人・家族がいること，安心できる安全な居場所があること」である。
- 支援者である大人が，子どもに対して正直であること，子どもたちから信頼される存在であるように努めることが，薬物乱用防止には不可欠である。
- 信頼関係は，一方が相手に提供するものではなく，双方向性のものである。信頼関係が構築できた時，お互いがあったかい気持ちになれ癒される。
- 患者と治療者は対等である。
- 信頼関係がない状況で患者に薬物を止めさせようとすることは，それがたとえ善意からであっても，患者に対する「支配」である。「支配」は反治療的であり，回復とは逆の方向に患者を押しやってしまう。
- 刑務所は懲らしめるところである。一方で薬物依存症は病気である。病人を懲

らしめてもよくなるわけはない。むしろ悪化するであろう。

- 薬物依存症患者は，薬物の再使用を反省すればするほど苦しくなって再び薬物使用に向かってしまう悪循環に入ってしまう。病気は反省するものではなく，どうすればよくなるかを治療者とともに考えることが必要である。
- 信頼関係を築ければ薬物依存症患者は薬物から遠ざかる。信頼関係を築けなければ薬物に近づく。信頼関係が壊れたときが最も危険である。
- 薬物依存症患者は喪失体験に弱い。見捨てられる恐怖を再現してしまう可能性がある。このとき，誰とも信頼関係が残っていなければ自殺のリスクはとても高くなる。
- 治療者は，薬物依存症患者に対する陰性感情・忌避感情から解放されたときに有効な治療が始まる。
- 人に癒やされることなくして，薬物依存症からの回復はない。
- いま薬物が止まっていることよりも，患者が正直になれているかどうかが回復の程度を正確に示している。
- 薬物依存症患者への望ましい対応とは，他の疾患患者に対する望ましい対応と何ら変わるものではない。健常者同士のコミュニケーションにとっても大切なことを薬物依存症患者に対してできるかどうかである。
- 治療者にとって最も重要なことは，患者に対して敬意をもって関わることである。
- 薬物依存症患者へのバッシングは，患者を薬物に追いやる最悪の方法である。
- そもそもの問題は，薬物依存症を「病気」だと認識できていないことである。断薬の強要，再使用の叱責を行うことは，「病気」とみていない証である。
- 興味本位で薬物に手を出している者と，薬物に嵌って止められなくなっている者とを同じに見てはいけない。前者の一部が後者へと進行する。
- 薬物乱用問題対策としては，入口を防ぐ啓発・取締りと依存症を罹患した患者に対する治療・支援の両立があって初めて成立する。
- 危険ドラッグ問題は，薬物乱用者が欧米先進国に比して著しく少ないわが国であっても，「捕まらなくて容易に手に入る状況」にあれば，爆発的に乱用が拡大することを示した。
- 人が存在する限り，薬物問題はなくならないであろう。

- 今までになく頑張っているときのつまずきは危ない。「やっぱりだめだ」とすべてを投げ出すか，谷底に向かってダイビングしてしまうから。
- 回復の先には本物の幸せが待っている。幸せを実感できた時，これまでのすべての苦痛は意味のある経験になる。
- 結局，回復とは人に癒やされるようになること。人から幸せをもらえること。
- 難しく考えないで，治療者・支援者は患者と信頼関係を築いていくことを裏切られても裏切られても諦めずに続けていけばいい。
- 患者には薬物を止める自由があると同時に，薬物を使う自由もある。止めるか使うかは患者自身が決めることである。
- 患者ができないことには支援を，患者ができることには見守りを。
- 患者に対して提案はしても命令をしてはいけない。
- 薬物依存症の最も怖い問題は，ストレスにどんどん弱くなっていくこと，当たり前のことができなくなっていくこと，しらふで生きていくことができなくなっていくこと。
- わが国の薬物依存症患者が回復を望んだ時，当たり前に治療・回復支援を受けられる日が来ることを切望します。
- 薬物依存症の治療・回復支援に携わることによって，とても大きなものを得ることができます。治療の幅が広がります。人との接し方が理解できます。人から癒やされるようになります。そして，人が生きていく上で何が大切であるかを知ることができます。
- 「絶滅危惧種」であるわれわれ薬物依存症治療者の仲間に，あなたも仲間に入りませんか？　楽しいですよ。お待ちしています。

以上

参考文献

[1] 後藤　恵監訳：動機づけ面接法　実践入門「あらゆる医療現場で応用するために」. ステファン・ロルニック, ウイリアム・R・ミラー, クリストファー・C・バトラー著, 星和書店, 東京. 2010.

[2] 原田隆之訳：リラプス・プリベンション　依存症の新しい治療. G・アラン・マーラット, デニス・M・ドノバン編, 日本評論社, 東京, 2011.

[3] 原田隆之：エビデンスに基づいた依存症治療に向けて──Matrix モデルとその実践──. 第31回日本アルコール関連問題学会教育講演資料, 2009.

[4] 樋口　進, 杠　岳文, 松下幸生, 他：アルコール依存症の実態把握および治療の有効性評価・標準化に関する研究. 平成16-18年度厚生労働省精神神経疾患研究委託費「薬物依存症・アルコール依存症・中毒性精神病の治療の開発・有効性評価・標準化に関する研究」総括研究報告書；pp.193-263, 2007.

[5] 小林桜児, 松本俊彦訳：アルコール・薬物依存臨床ガイド　エビデンスにもとづく理論と治療. パウル・エンメルカンプ, エレン・ヴェーデル著, 金剛出版, 東京, 2010.

[6] 小林桜児, 松本俊彦, 大槻正樹, 他：覚せい剤依存者に対する外来再発予防プログラムの開発──Serigaya Methamphetamine Relapse Prevention Program(SMARPP)──. 日本アルコール・薬物医学会誌, 42；507-521, 2007.

[7] 小沼杏坪：覚せい剤依存症の臨床. 柳田知司, 逸見武光編：覚せい剤依存症(第二版). 東京, 中外医学社, pp.85-116, 1993.

[8] 小沼杏坪：1.覚せい剤依存症の治療 依存症・衝動制御障害の治療. 専門医のための精神科臨床リュミエール26, 中山書店, pp.98-110, 2011.

[9] Litt MD, et al. : Coping skills and treatment outcomes in cognitive-behavioral and interactional group therapy for alcoholism. J Consult Clin Psychol , 71 ; 118-128, 2003.

[10] 松本俊彦, 他：薬物依存者の社会復帰のために精神保健機関は何をすべきか？ 日本アルコール薬物医学会雑誌, 43；172-187, 2008.

[11] 松本俊彦：アルコール・薬物使用障害の心理社会的治療. 医学のあゆみ, 233；1143-1147, 2010.

[12] 松本俊彦, 小林桜児, 今村扶美：薬物・アルコール依存症からの回復支援ワークブック. 金剛出版, 東京, 2011.

［13］松本俊彦, 吉田精次監訳：CRAFT依存症者家族のための対応ハンドブック. ロバート・メイヤーズ, ブレンダ・ウォルフ著, 金剛出版, 東京. 2013.

［14］松本俊彦, 高野 歩, 谷渕由布子, 他：平成26年度厚生労働科学研究費補助金（医薬品・医療機器等レギュラトリーサイエンス総合研究事業）分担研究報告書. 全国の精神科医療施設における薬物関連精神疾患の実態調査.

［15］松本俊彦：救急外来で覚せい剤の使用が疑われる患者を診た. 松本俊彦, 宮崎仁編：いまどきの依存とアディクション プライマリ・ケア／救急における関わり方入門. pp.66-69, 南山堂, 2015.

［16］松島義博, 他訳：動機づけ面接法 基礎・実践編. ウイリアム・R・ミラー, ステファン・ロルニック著, 星和書店, 東京. 2007.

［17］Matrix Institute. http：//www.matrixinstitute.org/index.html.

［18］村上 優, 他監訳：物質使用障害のグループ治療 TTM（トランス・セオリティカル・モデル）に基づく変化のステージ治療マニュアル. メアリー・マーデン・ヴェラスケス, ゲイリン・ガディ・マウラー, キャシー・クラウチ, カルロ・C・ディクレメンテ著, 星和書店. 東京.2012.

［19］National Institute of Drug Abuse. http：//www.drugabuse.gov/PODAT/PODAT1.html.

［20］成瀬暢也：症候・精神疾患に対する対応 薬物乱用・依存. 特集 精神科救急の最新知識, 臨床精神医学, 43（5）；729-735, 2014.

［21］成瀬暢也：精神科臨床からみた危険ドラッグ乱用の現状と課題. 特集 危険ドラッグ対策, 公衆衛生, 79（4）；228-232, 2015.

［22］成瀬暢也：4.違法薬物と法的問題——危険ドラッグ——. 特集 依存症の新しい展開. 精神科, 26（4）；257-262, 2015.

［23］成瀬暢也：第1章 臨床家が知っておきたい依存症治療の基本とコツ. 精神科臨床エキスパート 依存と嗜癖——どう理解し, どう対処するか——. 和田清編, 医学書院. 東京, pp.18-48, 2013.

［24］成瀬暢也：誰にでもできる依存症治療——わが国の薬物依存症治療の普及のために——. 精神神経学雑誌（電子版）, ss25-31, 2013.

［25］成瀬暢也：薬物患者をアルコール病棟で治療するために必要なこと. 日本アルコール・薬物医学会雑誌, 44；63-77, 2009.

［26］成瀬暢也, 西川京子, 吉岡幸子, 他：アルコール・薬物問題をもつ人の家族の実態とニーズに関する研究. 平成20年度障害者保健福祉推進事業「依存症者の社会生活に対する支援のための包括的な地域生活支援事業」総括事業報告書, pp31-115, 2009.

［27］成瀬暢也：精神作用物質使用障害の入院治療——「薬物渇望期」の対応法を

中心に───. 精神神経誌, 112；665-671, 2010.

[28] 成瀬暢也：2. 覚せい剤使用障害の入院治療───渇望期を乗り切るために───. 物質使用障害とアディクション臨床ハンドブック, 精神科治療学増刊号, 28；205-211, 2013.

[29] 成瀬暢也：規制薬物関連精神障害の初期対応と連携のあり方. JAEP 教育研修会テキスト Vol.1, pp.48-61, 日本精神科救急学会, 東京, 2009.

[30] 成瀬暢也：3. 覚せい剤による依存症候群と精神病性障害. 精神科救急医療ガイドライン（規制薬物関連精神障害）2011 年 4 月 4 日改訂版, pp.42-46, へるす出版, 東京, 2012.

[31] 成瀬暢也：覚せい剤依存症の治療に際しては, 患者に「通報しないこと」を保障するべきである. 精神科, 21；80-85, 2012.

[32] 成瀬暢也：4. アルコール使用障害の診断・治療の進歩と今後の展望 3）心理社会的治療. PROGRESS IN MEDICINE, 33；875-880, 2013.

[33] 成瀬暢也：症候・精神疾患に対する対応　薬物乱用・依存. 特集　精神科救急の最新知識. 臨床精神医学, 43（5）；729-735, 2014.

[34] 成瀬暢也：LIFE シリーズ 8　脱法ドラッグ問題の理解と対応.「脱法ドラッグ」の理解と治療的対応のためのハンドブック第 1 版. 平成 25 年度厚生労働省精神・神経疾患研究開発費「物質依存症に対する医療システムの構築と包括的治療プログラムの開発に関する研究」（主任研究者 松本俊彦）, 平成 25 年度厚生労働科学研究費補助金「違法ドラッグ等, 薬物依存のトレンドを踏まえた病態の解明と診断・治療法の開発に関する研究」（主任研究者 鈴木勉）2014.

[35] 成瀬暢也：Ⅷ. 危険ドラッグ依存に対する治療. 成瀬暢也, 松本俊彦編：危険ドラッグ対応ハンドブック. 日本精神科救急学会監修, pp.59-75, へるす出版, 東京, 2015.

[36] 成瀬暢也：物質障害と行動嗜癖. 水野雅文編：重症化させないための精神疾患の診方と対応（精神科臨床エキスパート）. pp.171-178, 医学書院, 2014.

[37] 成瀬暢也：薬物依存. 治療増刊号, 91；1306-1311, 2009.

[38] 成瀬暢也：患者から依存性薬物の処方を求められたときの対応について教えてください. 外来で遭遇する困ったケース. 治療増刊号, 94；871-873, 2012.

[39] 成瀬暢也, 山神智子, 横山　創, 他：専門病棟を有する精神科病院受診者に対する認知行動療法の開発と普及に関する研究（1）平成 24 年度厚生労働省精神・神経疾患研究委託費「アルコールを含めた物質依存に対する病態解明及び心理社会的治療法の開発に関する研究」研究成果報告会抄録集, 2012.

[40] 成瀬暢也：埼玉県立精神医療センターにおける覚せい剤精神疾患のクリニカ

ル・パス作成の検討．精神科救急, 10；24-28, 2007.

[41] 成瀬暢也：物質使用障害とどう向き合ったらよいのか　治療総論．精神療法, 42；95-106, 2016.

[42] 尾崎　茂, 和田　清, 松本俊彦, 他：薬物関連精神疾患の治療に関する実態調査．平成19年度厚生労働省精神・神経疾患研究委託費「薬物依存症および中毒性精神病に対する治療法の開発・普及と診療の普及に関する研究」研究成果報告会抄録集, 2007.

[43] Project MATCH Research Group : Matching alcoholism treatments to client heterogeneity : treatment main effects and matching effects on drinking during treatment. Project MATCH Research Group. J Stud Alcohol, 59；631-639, 1998.

[44] Rawson RA et al. : A multi-site comparison of psychosocial approaches for the treatment of methamphetamine dependence. Addiction, 99；708-717, 2004.

[45] 澤山　透：心理社会的治療．特集　アルコール使用障害――どのようにして治療するか――．カレントテラピー, 28（2）；18-24. 2010.

[46] 田ヶ谷浩邦, 村山憲男, 袴田優子：睡眠薬の多剤併用の意義と問題点．精神科治療学, 27；15-22, 2012.

[47] 山寺　亘：不眠症治療における精神医学の役割．最新精神医学, 16；657-663, 2011.

講師略歴

成瀬暢也……なるせ のぶや

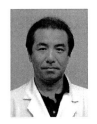

昭和61年3月　順天堂大学医学部卒業。
　　　　4月　同大精神経科入局。大学病院などで研修医として勤務。
　　　　　　同大助手を経て,
平成　2年4月　埼玉県立精神保健総合センター開設と同時に勤務。
平成　7年4月　同センター依存症病棟に配属。
平成14年4月　同センター組織改変にともない,
　　　　　　埼玉県立精神医療センターと埼玉県立精神保健福祉センターとなる。
平成20年10月より埼玉県立精神医療センター副病院長
（兼 埼玉県立精神保健福祉センター副センター長）

主な著書
「依存と嗜癖」医学書院（分担）
「精神疾患の診方と対応」医学書院（分担）
「覚せい剤問題一問一答」合同出版（分担）
「患者の暴力」メジカルフレンド社（分担）
「カプラン臨床精神医学テキスト」メディカルサイエンス社（分担）
「DSM-5を読み解く2」中山書店（分担）
「精神科救急ケースファイル」日本精神科救急学会編集（分担）
「危険ドラッグ対応ハンドブック」日本精神科救急学会（分担）
「いまどきの依存とアディクション」南山堂（分担）

専門分野
薬物依存症・アルコール依存症, 中毒性精神病の臨床

日本アルコール関連問題学会理事（第36回日本アルコール関連問題学会大会長）
日本精神科救急学会評議員
日本依存神経精神科学会評議員
日本アルコール・薬物医学会評議員
厚生労働省指定薬物部会委員
厚生労働省依存性薬物検討会委員
埼玉ダルク理事
埼玉薬物依存ネットワーク「SAYAねっと」代表
日本学校保健会 学校における飲酒防止教育支援委員会委員

薬物依存症の回復支援ハンドブック
援助者，家族，当事者への手引き

2016年10月10日　印刷
2016年10月20日　発行

著者 ─────── 成瀬暢也

発行者 ───── 立石正信
発行所 ───── 株式会社 金剛出版
　　　　　　〒112-0005 東京都文京区水道1丁目5番16号
　　　　　　電話 03-3815-6661　振替 00120-6-34848

印刷◉新津印刷
製本◉誠製本
装丁◉クリエイティブ・コンセプト

薬物依存症の回復支援ハンドブック

援助者，家族，当事者への手引き

2024年2月20日　オンデマンド版発行

編著者　成瀬暢也

発行者　立石正信

発行所　株式会社 金剛出版　〒112-0005　東京都文京区水道1-5-16
　　　　tel. 03-3815-6661　fax. 03-3818-6848　http://kongoshuppan.co.jp

印刷・製本　株式会社デジタルパブリッシングサービス
　　　　　　https://d-pub.sakura.ne.jp　　　　　　　　　　　　　AM149

ISBN978-4-7724-9059-7 C3011　Printed in Japan © 2023